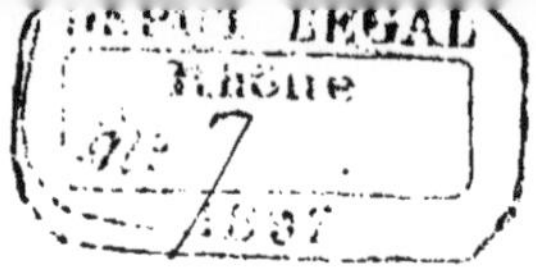

Dr BAPTISTE BARON
Médecin stagiaire au Val de Grâce

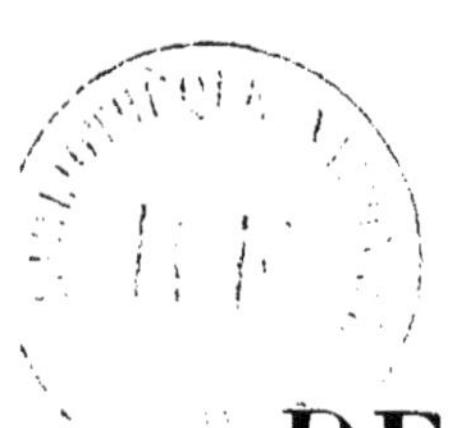

# ÉTUDE PSYCHOLOGIQUE
# DE L'ANESTHÉSIE
# PAR L'ÉTHER

AVEC QUELQUES CONSIDÉRATIONS MÉDICO-LÉGALES

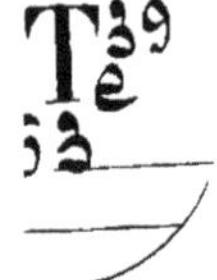

A.-H. STORCK, ÉDITEUR
LYON

Dr Baptiste BARON
Médecin stagiaire au Val de Grâce

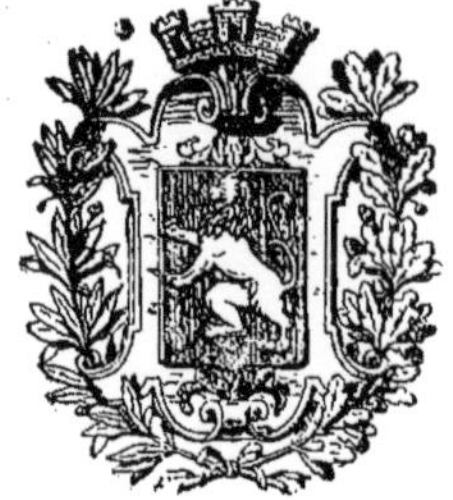

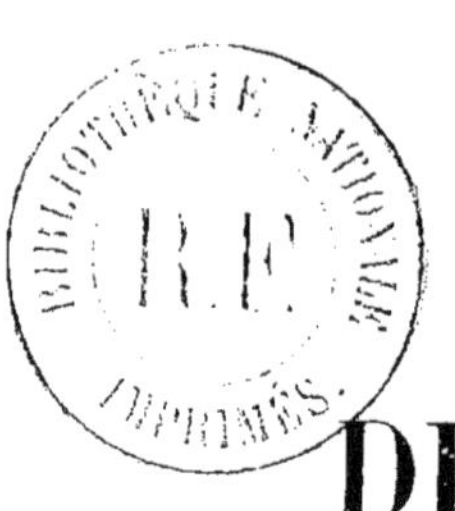

# ÉTUDE PSYCHOLOGIQUE DE L'ANESTHÉSIE PAR L'ÉTHER

AVEC QUELQUES CONSIDÉRATIONS MÉDICO-LÉGALES

A.-H. STORCK, ÉDITEUR
LYON

Au début de ce travail, qui marque le terme de ma scolarité, j'ai à cœur de remercier publiquement ici ceux qui, de près ou de loin, furent pour moi des guides éclairés, des amis sincères, des cœurs dévoués ; à eux tous qui ont partagé mes joies aux heures d'espoir et soutenu mes défaillances aux heures de doute, ma plus vive affection et mon inaltérable reconnaissance.

J'assure en particulier de mes sentiments de gratitude respectueuse et dévouée :

Mon cher oncle, M. Ferras, professeur de mathématiques au Lycée de Toulouse, qui fut mon premier maître ; avec une sollicitude constante, il m'a prodigué les trésors de son esprit méthodique et précis, au contact duquel j'ai heureusement grandi ; je n'oublierai jamais ce que je dois à l'homme de science et à l'homme de cœur ;

M. le professeur Lacassagne, qui m'a donné l'idée première de ce travail, et dont j'aimais à écouter l'enseignement à la fois solide et brillant, les causeries pleines d'attrait et de familiarité, les leçons fécondes en idées originales et en aperçus intéressants, la parole alerte, vibrante sans effort, enveloppante sans fatigue ; il m'a gracieusement ouvert les portes de son laboratoire et avec sa coutumière urbanité, il a mis à ma disposition les matériaux, qu'il possédait sur la question ; jamais il ne m'a ménagé son temps et ses conseils et il me fait le très grand honneur d'accepter la présidence de ma thèse ;

MM. les professeurs Testut et Chalot (Toulouse) auprès desquels j'ai trouvé un bienveillant accueil ;

Mes maîtres de l'hôpital Desgenettes auxquels je suis redevable des premières et des plus durables de mes connaissances médicales ;

Mes maîtres de la Faculté et des Hôpitaux civils qui ont parachevé mon instruction professionnelle par leurs savantes leçons ;

Ceux de mes chefs de l'Ecole, qui se sont intéressés à moi.

# INTRODUCTION

> « Apprends à te connaître dans la nature, et tu connaîtras la nature en toi. »

Condillac avait imaginé un homme-statue qu'il animait successivement, par la pensée, de toutes les manifestations de notre activité psychique et organique dont la coordination constitue le moi. M. Ribot, dans son étude sur la personnalité, faisait l'hypothèse d'un homme auquel on aurait supprimé ses cinq sens particuliers et, avec eux, tout leur apport psychologique (perception, images, idées, association des idées entre elles et des émotions avec les idées) ; de la sorte il eût été possible de dégager notre vie psychique de notre vie interne qui, elle aussi, a sa sensibilité propre, expression de l'état et du fonctionnement de chaque organe, de montrer irrévocablement la relation étroite et la subordination nécessaire qui identifient le sujet et l'objet, le monde de la conscience et celui de la nature, et de faire tomber ainsi cette conception étrange du premier avec ses sens spéciaux, isolé de la sensibilité générale et suspendu en quelque sorte dans le vide. L'anesthésie provoquée peut faire de ces deux hypothèses une réalité expérimentale, et être un instrument pénétrant d'analyse psychologique. Je me propose de rechercher ici en quoi l'action anesthésique et *successive*, comme nous le verrons, de l'éther sur l'organisme peut éclairer, à sa manière, la physiologie du cerveau, et faire, en les décomposant et recomposant rapidement, l'analyse et la synthèse de nos facultés encéphaliques, de l'homme tout entier résolvant son unité dans ses parties et reconcentrant les parties dans leur unité, séparant enfin, par un classement régulier et progressif, ce que la nature vivante a d'immanent et d'essentiel, et ce qu'elle emprunte à la nature physique. A côté de l'histologie, de l'embryologie, de l'anatomie qui décompose les organes, de la physiologie, qui décompose les fonctions, l'anesthésie par l'éther, analysant et synthétisant notre personnalité, apporte, elle aussi, sa part d'enseignements utiles à la psychologie moderne dont je veux dire un mot.

Ce ne fut qu'au XVIIIe siècle que les sciences exactes et positives prirent un rapide essor et osèrent affirmer leur autonomie ; grâce à la méthode expérimentale formulée et préconisée par Bacon qui, comme Victor Hugo au vieux dictionnaire, mit un bonnet rouge aux vieilles connaissances, la science cessa d'être une spéculation plus ou moins fantaisiste et plus ou moins logique, et l'esprit de système fit place à l'esprit de recherche ; ce fut, précédant la proclamation de la liberté des peuples, l'émancipation de la séculaire routine scientifique, que l'orthodoxie religieuse et universitaire du moyen âge avait si soigneusement entretenue. Vingt siècles durant, en effet, l'autorité des anciens fit la loi, et la Philosophie tint le haut du pavé ; elle déclarait alors orgueilleusement qu'elle avait pour objet : la Nature, l'Homme et Dieu. La physique et les sciences qui s'y rattachent lui ont enlevé la Nature ; la pathologie nerveuse, la physiologie et la psychologie moderne lui ont enlevé l'Homme ; il ne lui reste plus que Dieu, c'est-à-dire l'Irréel, celui que, quel que soit le nom qu'on lui donne, nous ne connaissons pas et ne pouvons pas connaître et dont Malherbe disait dans un vers qui m'a frappé :

> Comme le ciel est bas au prix de ta hauteur !

De toutes les sciences particulières qui se sont détachées du tronc philosophique commun, la psychologie nouvelle est la plus jeune, mais s'autonomise de jour en jour ; on peut actuellement la considérer comme une science bien déterminée, ayant son but précis et sa méthode propre. Que reste-t-il, dès lors, à la Philosophie, après ses amoindrissements successifs ? Il lui reste la Métaphysique, c'est-à-dire, comme l'a dit M. Ribot, le sondage éternel d'une double ignorance : « L'ensemble des connaissances humaines ressemble à un grand fleuve, coulant à pleins bords, sous un ciel resplendissant de lumière, mais dont on ignore la source et l'embouchure, qui naît et meurt dans les nuages. Il y a toujours des intrépides pour se lancer résolument dans ces régions inaccessibles, d'où ils reviennent aveuglés, saisis de vertige, racontant des choses si étranges que le monde les prend pour des hallucinés. »

Ces hallucinés ce sont les métaphysiciens, ces tourmentés parfois géniaux de l'Infini, « ces poètes, qui ont manqué leur vocation », ainsi que les appelle M. Vacherot, travailleurs acharnés, cherchant à réaliser, par le seul effort de la pensée, la synthèse impossible du monde, et poursuivant, dans le domaine de l'impalpable et de l'invisible, les principes de toutes choses. Et poètes marquant leur œuvre du cachet personnel, que repousse toute science qui doit être impersonnelle, ils le sont à tel point que Henri Heine a pu dire de Spinoza, qui est cependant d'une sécheresse accablante de style : « La lecture de ses ouvrages nous saisit comme l'aspect de la grande nature, dans son calme vivant ; c'est une forêt de pensées hautes comme le ciel, dont les cimes fleuries s'agitent en mouvements onduleux, tandis que leurs troncs inébranlables plongent leurs racines dans la terre éternelle ».

Me voici un peu loin de la psychologie moderne; on peut la définir d'ailleurs, brièvement : la physiologie des parties supérieures du cerveau. « Elle diffère de l'ancienne, par son esprit : il n'est pas métaphysique; par son but : elle n'étudie que les phénomènes psychiques; par ses procédés: elle les emprunte autant que possible, aux sciences biologiques » (Ribot).

Il ne reste plus à la psychologie, pour faire œuvre utile, que de se scinder, comme l'a fait la physique, par exemple, en sous-sciences particulières, en études de subdivisions. Eparpiller les nombreuses questions que soulève le monde psychique, les analyser en détail, jusqu'au jour où l'on pourra faire la synthèse générale, telle doit être la prétention actuelle du psychologue.

L'étude des phénomènes psychologiques produits par l'anesthésie éthérée peut avoir, à ce point de vue, sa modeste importance et son utilité. Je ne dirai peut-être rien qui n'ait déjà été noté ou dit sur l'éthérisation, mais peu importe ; je veux simplement présenter un travail d'ensemble bien agencé sur la question, faire une mise au point exacte et complète, et j'estime ne pas avoir ainsi perdu mon temps.

J'ai choisi l'anesthésie par l'éther, parce que c'est celle dont j'ai le plus l'expérience clinique, l'éther étant à peu près exclusivement employé à Lyon.

Avant d'entrer dans le vif de mon sujet, je ferai l'historique complet de la découverte de l'anesthésie par l'éther, puis je rappellerai rapidement les propriétés chimiques de cet agent, et les divers procédés pratiques de le donner, afin de satisfaire à ce besoin bien légitime de connaître à fond l'arme dont on va se servir. Et, comme il faut toujours chercher les applications utiles que l'on peut tirer de toute étude, lorsque j'en aurai fini avec les phénomènes produits par l'éthérisation, je serai naturellement amené à faire l'esquisse d'une passion toxique qui me paraît liée aux états psychologiques de l'anesthésie par l'éther, j'ai nommé l'*éthéromanie*. Si, en effet, l'éther, dans une phase d'excitation, plutôt agréable, des hémisphères cérébraux qu'il produit, comme nous le verrons, avant de les paralyser, ne suscitait pas à notre cerveau des rêves délicieux, des hallucinations douces et étranges, flamboyantes et multiples, il y aurait 90 fois moins d'éthéromanes sur 100; on ne devient, comme je le démontrerai, dans la grande majorité des cas, éthéromane, que séduit par ce cortège brillant de l'ivresse éthérée. La psychologie de l'éthérisation nous pousse donc à un aperçu rapide sur l'éthéromanie; celle-ci, à son tour, pose certaines questions médico-légales, que j'envisagerai en terminant.

---

# PREMIÈRE PARTIE

## CHAPITRE PREMIER

### Historique.

Divinum est opus sedare dolorem
HIPPOCRATE.

C'est probablement imbu de cette pensée hippocratique que le Dr Simpson, dans la lutte, à propos de l'emploi de l'anesthésie pendant l'accouchement, qu'il eut à soutenir contre les théologiens anglicans, fit remonter à Dieu lui-même l'idée première et la première application de l'anesthésie ; et, de fait, on sait, d'après les textes sacrés, que Dieu endormit Adam pour tirer la femme d'une de ses côtes. Cette costotomie sous l'anesthésie divine est enregistrée dans la *Genèse*, de la façon suivante : « *Immisit ergo Dominus soporem in Adam, ut costam tolluit.* » Sans aller aussi loin que le Dr Simpson, je me contenterai d'englober les étapes successives de l'anesthésie chirurgicale dans deux grandes périodes : 1° *Une période de tâtonnements* ; 2° *Une période d'état.*

### A. — Période de tatonnements.

La plupart des produits employés, dès la plus haute antiquité, dans le but d'insensibiliser ou, tout au moins, d'engourdir les sujets, sont des *drogues narcotiques ou stupéfiantes* : tel est le *népenthès*, qu'Hélène donna à Télémaque, chez Ménélas, ainsi que nous le conte Homère, dans l'Odyssée ; telle est aussi la préparation avec laquelle, selon Pindare, Machaon endormait Philoctète, pour panser sa plaie, et le fameux *remède des femmes de Thèbes*, notre extrait thébaïque moderne, préparé avec du suc de pavot, endormant « la colère et la tristesse ». Les Juifs donnaient un narcotique aux condamnés à mort ; on l'offrit à Jésus, qui le refusa. Le *Vieux de la Montagne*, Hassam ben Saba Homaïri (prince du Liban), ainsi que le raconte Sylvestre de Sacy, dans le voyage de Marco-Polo, avait des préparations de même ordre pour endormir ses victimes. On trouve, dans Boccace, mention de certain pharmacien, Giampaolo Spinelli, qui possédait une drogue à inhalations insensibilisantes. Dioscoride, Pline, Albert le Grand recommandent le suc de la mandragore. Au III<sup>e</sup> siècle, les médecins chinois employaient une préparation de chanvre, *ma-yo*, qui n'est autre que le haschich.

En 1546, Guy de Chauliac et Brunus parlent, dans

leurs traités, de la narcotisation au point de vue médical. Au XIVe siècle, Hughes de Lucques lègue à Théodoric un procédé anesthésique qui consistait à placer sous les narines du futur opéré une éponge imbibée du suc de diverses plantes narcotiques. Dans son *Antidotarium*, Nicolo, prévôt de l'école de Palerme, préconise une mixture de plantes narcotiques. A Anvers, en 1561, Porta emploie une substance sommifère volatile. En 1781, Passard, à la Charité de Paris, se sert d'une préparation narcotique. Hermann Demme, de Berne, et Gerdy, de Paris, utilisent l'opium.

Dans tous ces procédés, il ne s'agit guère, comme on le voit, que de substances narcotiques ou stupéfiantes, telles que : le suc de pavot, le lierre terrestre, le suc de la morelle, la jusquiame, la cigüe, la mandragore, la laitue, le haschich, etc., etc.

On peut, en se rapportant aux textes que nous possédons, trouver des détails intéressants sur le mode d'emploi de ces anesthésiques narcotiques ou stupéfiants. On les employait de deux façons différentes : 1° par *ingestion* ; 2° par *olfaction*.

### a. — *Anesthésie narcotique par ingestion.*

On trouve dans Pline, (*Natural. Histor. Ludov. Ianus.* Bibliotheca teubneriana, Lipsiæ, 1860, t. V. page 115, lib. XXXVI, § 11.) mention d'une certaine *pierre de Memphis*, de la nature des gemmes, qui, broyée et appliquée avec du vinaigre, insensibilisait les régions : *Vocatur et Memphites a loco, gemmantis naturæ. Hujus usus conteri et iis quæ urenda sint aut secanda ex aceto inclini. Obstupescit ita corpus nec sentit cruciatum* ».

Dans le même ouvrage (l. XXV) le même auteur parle ainsi de la mandragore ou plutôt du suc de ses feuilles : « *Vis somnifica pro viribus bibentium. Media potio cyathi unius. Bibitur et contra serpentes et ante sectiones punctionesque ne sentiantur. Ob hæc satis est aliquibus sommum odore quæsisse.* » La dose était on le voit d'un cyathe (0 litre, 045) et devait certainement avoir une action sur l'économie. Pédanie Dioscoride, d'Anazarbe en Cilicie, médecin vivant au Ier siècle, raconte qu'on employait soit 3 cyathes d'un métrète de vin doux, dans lequel avaient macéré 3 mines d'écorce de racine de mandragore, soit 1 cyathe d'une décoction réduite au tiers de racines de mandragore dans du vin, soit encore 1 drachme de *morion* (espèce particulière de mandragore) dans du pain. On peut se rapporter, pour la constatation de ce que je viens de dire, au livre de Dioscoride, *Materia Medica*, l. IV, cap. LXXVI Περὶ Μανδραγόρου t. I, p. 57, éd. de Kuhn, ou, plus facilement encore, à la traduction française de la traduction latine du livre de Dioscoride faite, au XVIe siècle, par Mathiole, que nous a laissée Jean des Moulins, docteur en médecine, l. IV, ch. LXXI, p. 602, Lyon 1579. Je cite, d'ailleurs, ce dernier auteur :

« *Aucuns font cuire les racines en vin, jusques à la consumption de la tierce partie, et gardent cette décoction purifiée, de laquelle ils donnent 12 drachmes et 4 scrupules, pour faire dormir, pour apaiser les douleurs, et devant que coupper ou brusler quelque membre, afin qu'on ne sente les douleurs... — On fait du vin de l'escorce de la racine, sans décoction, comme s'ensuit. On met 48 onces de cette escorce, dans 108 litres de vin doux. On en donne 5 onces à ceux auquels on veut brusler ou coupper quelque membre, comme dit est, car lors ils ne sentent aucune douleur, estans tous assoupis et estourdis. On dit qu'il ya une autre espèce de mandragore, nommée morion. On dit que si on en mange le poids de 1 drachme avec du pain ou « quelque viande que ce soit, fait perdre le sens ; les médecins en usent quand il est besoin de coupper ou brusler quelque membre ».*

Au milieu du XVIe siècle, dans son *Herbarius oft Cruydt Boch*, Rembert Dodoens, médecin de la ville de Malines, parle également du vin de la mandragore. Voici le passage de la traduction française de Charles de l'Escluse :

« *Le vin auquel on a mis tremper ou cuire la racine de mandragore faict dormir et appaise toutes douleurs, parquoy on le donne proufitablement à ceux ausquels on veut coupper, sier ou brusler quelque partie du corps, à fin qu'ils ne sentent la douleur. La flaireur des pommes faict dormir, mais beaucoup mieux le jus d'icelles, prins au dedans.* »

Dans le *Décameron*, dans la dixième nouvelle de la quatrième journée, celle de Ruggieri de Jeroli, Boccace, au XIVe siècle, parle ainsi d'un chirurgien de Salerne, *Mazzeo della Montagna*, qui faisait boire à ses futurs opérés une eau préparée :

« *Stillare una acqua la quale l'avesse bevendola, tanto*

*a far dormire quanto esso avissava di dover lo pater penare a curare.* »

Ambroise Paré dans « *Les Œuvres* » liv. XXI, chap. XLIII, p. 504, dit :

« *La mandragore est venimeuse de sa racine et de son fruit, de façon que les médecins en usoient anciennement par ingestion d'une quantité excessive, lorsqu'on voulait brusler ou coupper un membre, pour oster le sentiment de la douleur.* »

Bodin Angevin, dans la *Démonomanie des Sorciers*, parle de la mandragore et autres breuvages narcotiques qu'on absorbait pour endormir « *comme on fait en Turquie à ceux que l'on veut chastrer, et se pratiqua sur un Gascon du bas Languedoc, estant esclave, qui depuis fut racheté.* »

En Orient, on faisait également ingérer, dans un but anesthésique, des substances narcotiques. En Judée, on donnait aux condamnés, ainsi que le rapporte M. Tourdes, du vin mêlé d'encens et de myrrhe, vin qui, d'après *l'Evangile selon saint Marc*, fut présenté à Jésus-Christ. En Chine, le célèbre médecin *Hoa-Tho*, d'après le *Kou-kin-i-Tong*, recueil général de médecine en 50 volumes, donnait aux malades une préparation de chanvre, *ma-yo*, après l'absorption de laquelle il pratiquait incisions et amputations sans douleur. Suivant les annales de Han, le *ma-yo* était pris dans du vin sous forme d'une poudre appelée *majo-sou*. On retrouve des drogues analogues dans le vin appelé *tsi-tsing* que, d'après M. le Dr Ernest Martin, on donne aux condamnés chinois.

Telle était, depuis l'antiquité jusqu'aux temps modernes, l'anesthésie narcotique par ingestion. Voyons maintenant ce qu'était pratiquement l'anesthésie par olfaction.

*b. — Anesthésie narcotique par olfaction.*

Théodoric, évêque de Cernia, près Ravenne, chirurgien de l'ordre des Frères Prêcheurs, mort en 1298 dans sa *Cyrurgia a fratre Tederico* (l. IV, cap. LIII, fol. 123 verso, manuscrit 11.226, fonds latin, Bibliothèque nationale), au passage qui commence par le titre : *De confectione soporis*, parle de deux préparations soporifiques employées par olfaction pour prévenir la douleur pendant les opérations.

La première : *Confectio soporis ad cyrurgiam faciendam secdum domn Hug. de Luca*, était composée d'opium, jusquiame, mandragore, ciguë, laitue, lierre, morelle, mûre, plantain, etc.

La seconde était faite de jusquiame, opium, ciguë, laitue et mûre.

Guy de Chauliac dans son *Ars chirurgica*, fait mention de la plus complexe de ces préparations. Voici le passage pris dans la traduction de Jehan Canappe, le *Guidon en françoys* (T. VI, c. VII, p. 258, Lyon, 1538) :

« *Aucuns, comme Théodoric, leur donnent médecines*
« *obdormitives qui les endorment afin que ne sentent*
« *incision, comme opium, succus morellæ, hyoscyami,*
« *mandragoræ, hederæ arboreæ, cicutæ, lactucæ et*
« *plongent dedans esponge et la laissent seicher au soleil,*
« *et quand il est nécessité, ils mettent celle esponge en*

« *eaue chaulde et leur donnent à odorer tant qu'ils pren-*
« *nent sommeil et s'endorment, et quand ils sont endor-*
« *mis ils font l'opération. Et puis avec une autre esponge*
« *baignée en vinaigre et appliquée es narilles les esveillent.*
« *Ou ils mettent es narilles ou en loreille succum rutæ*
« *ou fesci et ainsi les esveillent comme ils disent. Les*
« *autres donnent opium à boire.* »

J.-Baptista Porto, Neopolitanus, dans sa *Magicæ naturalis libri viginti*, (lib. VIII, p. 309), parle d'une pomme somnifère complexe qu'on fait sentir aux sujets et d'une quintessence de plantes narcotiques, conservées dans des vases de plomb, et qu'on fait inhaler :

« *Pomum somnificum conficere constat enim opio, mandragorâ, cicutæ succo, hyosciami seminibus, hisq. moschum additur ; ut odore illectum olitorem feriat, in pilam conglobato, quantum pugno quis comprehendat, hoc sæpius odorendo lumina somno demulcet ac ligat... sed ex quampluribus dictorum quinta essentia extrahitur somniferis menstruis ; hoc plumbeis vasculis clauditur, sed optime operculatis, ne miniman auram expirent, nam evanesceret medicamentum. Utendi tempore amoto operculo, dormienti naribus admovetur, subtilissimamq. vim habitus haurit olfactu, ita q. sensus arcem absidet, ut profundissimo demergatur somno, non nisi maximo conatu experrecturus... Hæc solerti medico clara sunt, impio obscura.* »

Il me reste enfin à citer un passage de Albert le Grand dans son *De mirabilibus mundi*, (page 235, Lyon, 1580), concernant une certaine eau ardente, *aqua ardens*, préparée par distillation d'un mélange de chaux vive, de soufre, de tartre pulvérisé, et de sel commun trempés dans du vin, et dans la préparation de laquelle M. Maurice Perrin voit un procédé propre à produire de l'alcool concentré et, peut-être, du chloroforme.

« *Aquam ardentem sic facias: recipe vinum nigrum spissum potens et vetus, et una quarta ipsius distemperabis vive calcis, sulphuris vivi subtilissime pulverizati tartari de bono vino et salis communis albi grossi, postea pones in cucurbita bene lutata et de supposito alembico distillabis aquam ardentem et quam servare debes in vase vitreo.* »

Telle était l'anesthésie par olfaction ; elle ne devait pas être très efficace car les substances employées n'ont que peu de principes volatils.

A côté de cette narcotisation par les plantes, à laquelle on pourrait ajouter quelques exemples d'opérations chirurgicales faites pendant l'ivresse alcoolique, il faut placer un mode d'*anesthésie mécanique* que les Assyriens employaient dès la plus haute antiquité et qui consistait dans la compression des vaisseaux du cou. Dans le même ordre d'idées James Moore a employé la compression des nerfs, procédé dont, à notre époque, le Dr Liégeard se déclara partisan.

Reste enfin l'anesthésie que j'appellerai *extatique* qu'ont admise et utilisée dans la période contemporaine Broca, Lasègue, Verneuil et Tillaux, et à laquelle l'antiquité et le moyen âge ont eu parfois recours. Laissant de côté l'*anesthésie hystérique*, qui était considérée, dans les procès de sorcellerie, comme le *sigillum diaboli* et qui valut la mort, par le fer ou par le bûcher, à plus d'une malheureuse, coupable seulement de névrose hystérique, de somnambulisme naturel ou provoqué, je dirai quelques mots de cette anesthésie que j'ai appelée extatique, dont le mécanisme est aujourd'hui parfaitement expliqué, qui relève de l'hypnotisme ou du somnambulisme artificiel, et que l'on obtient de différentes façons. Les moines grecs du mont Athos y arrivaient en contemplant leur nombril, d'où leur nom d'*omphalo-psychiens* ; les fakirs de l'Inde en regardant un point éclairé dans l'espace; les Aïssaouas algériens en écoutant béatement le rythme monotone et uniforme des tambourins. Mesmer, médecin autrichien, obtenait cette anesthésie par fixation de la vue et de l'ouïe, à l'aide d'une mise en scène compliquée et fantasque. En 1841 Braid, de Manchester, plaçait sous les yeux du sujet une boule brillante, qu'il fallait attentivement fixer, et *Esdaile*, de Calcutta, avec sa *mesmerié trance* (extase magnétique).

Tels furent les longs et multiples préliminaires de la découverte moderne de l'anesthésie chirurgicale. Comme on l'a dit, les grandes découvertes ne sont pas l'œuvre d'un seul homme ; elles apparaissent comme la réalisation d'une aspiration idéale qui, durant une période préparatoire plus ou moins longue, est marquée par des tentatives isolées dont on méconnaît la signification et l'importance (Perrin). La découverte de l'éthérisation n'a pas échappé à cette loi naturelle des créations humaines. La période préparatoire qui l'a précédée, et que j'ai appelée période de tâtonnements, peut se résumer dans les tentatives suivantes d'anesthésie :

| Période de tâtonnements | 1° Anesthésie narcotique.<br>2° Anesthésie extatique.<br>3° Anesthésie mécanique. |
|---|---|

Je ne dirai rien de l'*anesthésie mécanique* ; là n'était pas l'avenir. L'*anesthésie extatique* peut être une anesthésie d'occasion, mais elle n'est pas sûre et ne présente pas ce caractère d'universalité applicable à tous les cas, qui doit être la caractéristique de la véritable anesthésie. Quant à l'*anesthésie narcotique* ou *stupéfiante*, elle plonge le patient dans un engourdissement léthargique plus profond que le sommeil naturel, *mais dont peut le tirer la douleur ;* de plus le réveil est pénible, nauséeux, fatiguant, très long ; ce n'est pas notre anesthésie moderne ; celle-ci produit un sommeil absolu, une inertie complète, une résolution musculaire parfaite et le retour à l'état de veille se fait rapidement et sans fatigue, au gré de l'opérateur. C'est de cette anesthésie, la seule digne de ce nom, que j'appellerai l'*anesthésie chimique*, que je vais faire maintenant l'historique.

### B. — PÉRIODE D'ÉTAT

En 1681, Denis Papin a l'initiative de la première recherche sur l'anesthésie chirurgicale. Il se contente de déclarer qu'il y a des moyens chimiques d'insensibilisation. En 1799, Humphry Davy, qui fut le préparateur de Beddoes à *l'Institut pneumatique* de Bristol, découvre le *protoxyde d'azote*, ou gaz hilarant, et décrit avec enthousiasme ses effets ; il y eut un grand émoi dans le monde scientifique ; de tous côtés les savants firent des expériences personnelles nombreuses, puis l'accalmie se fit, et il y eut un oubli de quelques années.

C'est en voyant, dans son cabinet, un homme se blesser *sans douleur*, alors qu'il était sous l'influence du protoxyde d'azote, que le dentiste *Horace Wels*, le 10 décembre 1844, à Hartford, eut l'idée de se faire arracher une dent, après avoir respiré ce gaz ; l'extirpation se fit *sans douleur* : l'anesthésie était découverte. Au même moment deux de ses amis : *Morton*, dentiste et *Jackson*, chimiste, à Boston, font leurs inhalations personnelles d'*éther* et découvrent l'insensibilité produite. Déjà Orfila et Christison avaient noté les effets anesthésiques de l'éther sur les animaux. En 1795, Thornton avait observé un cas d'anesthésie complète avec cet agent.

En 1818, Faraday avait signalé l'éther comme ayant des propriétés analogues à celles du protoxyde ; Crawford Long, médecin de Jefferson, en Georgie, avait employé, en 1842, l'éther pour une opération chirurgicale.

Le 30 décembre 1846, Morton fait sa première opération à l'éther. Deux mois avant, le 27 octobre 1846, il avait pris, avec Jakson, un brevet d'invention pour exploiter le nouvel agent sous le nom de *léthéon* ; c'était de l'éther avec de l'essense de néroli. Au mois d'octobre 1846, John Waren mit le procédé en usage à l'hôpital de Massachusetts.

En décembre 1846, Liston pratiqua, à Londres, sans douleur, avec l'éther une amputation de jambe. En France se furent Jobert de Lamballe et Malgaigne, à l'hôpital St-Louis, qui firent le premier essai de la nouvelle méthode anesthésique. Au mois de février 1847, Velpeau fit, à l'Académie des Sciences la communication officielle de l'éthérisation dans les opérations chirurgicales.

Le 8 mars 1847, *Flourens* préconisa l'anesthésie par le *chloroforme*, que Souberan avait découvert en 1831. Simpson présenta, en novembre 1847, à la Société médico-chirurgicale d'Edimbourg, une étude très détaillée sur la chloroformisation.

Depuis, le nombre des anesthésiques et des moyens pratiques de les donner est allé en grossissant de jour en jour ; mais le chloroforme et l'éther ont été jusqu'ici, les agents de choix. Toutefois les chirurgiens de Boston, la plupart des chirurgiens anglais, américains et italiens, et toute l'Ecole lyonnaise sont toujours restés les fidèles exclusifs de l'éther.

Le côté psychologique de l'anesthésie préoccupa dès le début de la découverte, le monde scientifique, politique et littéraire. Les journaux racontèrent, dans leurs faits divers, les songes des anesthésiés. Les savants firent, par curiosité scientifique, des expériences sur eux-mêmes, et l'on vit Gerdy, Flourens, Longuet, d'Amussat rendre compte à l'Académie de ces expériences personnelles. Les poètes ne restèrent pas en arrière, et plus d'une âme, éprise d'idéal, s'adonna par simple essai, à l'agent nouveau ; de ce jour l'éthéromanie était née. Vinrent après les expériences de Keith, Duncan et Simpson sur le chloroforme. De tous côtés, dans les revues littéraires, dans les publications scientifiques des observations psychologiques sur l'anesthésie furent publiées : un travail d'ensemble a été fait, pour le chloroforme, par M. le professeur Lacassagne, dans sa thèse inaugurale et, plus tard, dans son mémoire à l'Académie de Médecine (1868). Pour l'éther, les documents sont épars un peu de tous les côtés. Je citerai notamment les *Extases d'éthéromane*, de M. Granier de Cassagnac, le 5e chant du *Zodiaque poétique*, du poète Barthélemy, les articles de Sauvet, les publications de Bouisson, Dr Fontan, etc., etc.

---

# CHAPITRE II

## L'Éther au point de vue chimique. Technique de l'éthérisation.

Toutes les subtances anesthésiques, à part le protoxyde d'azote, $Az^2O$, sont des carbures d'hydrogène, ou des dérivés très simples de ces carbures. Le *chlorure d'éthyle*, ou éther éthylchlorhydrique, $C^2H^5Cl$, n'est que de l'éthane $C^2H^6$ dans lequel un atome d'hydrogène est remplacé pour un atome de chlore. Le *chloroforme* résulte de la substitution de 3 atomes de chlore à 3 atomes d'hydrogène dans le méthane ou gaz des marais $CH^4$, et a pour formule $CHCl^3$. *L'éther dit sulfurique* dérive de deux molécules d'alcool avec élimination d'une molécule d'eau, l'alcool $C^2H^5OH$ n'étant lui-même que de l'éthane $C^2H^6$ dans lequel un groupe oxhydryle OH remplace un atome d'hydrogène; sa formule est : $C^2H^5 — O — C^2H^5$. C'est un liquide très transparent, mobile, d'une odeur spéciale, de saveur brûlante ; il est très volatil à la température ordinaire, bout à 35°6, émet des vapeurs inflammables plus lourdes que l'air. Il prend naissance par la distillation d'un mélange d'alcool éthylique et d'acide sulfurique concentré.

Quelles sont maintenant les qualités de l'éther anesthésique ? « Il doit être chimiquement pur et suffisamment concentré ; il doit être neutre, anhydre et dépourvu d'alcool, d'une odeur vive et franche, préparé de fraîche date, bien conservé sans diminution à l'abri de l'air, fabriqué de manière à bouillir à 35°6 et à marquer 66° à l'aréomètre Baumé » (Chalot, Revue de chirurgie, mai 1894).

Pour la quantité à employer, je me contenterai de citer encore le même auteur : « La quantité d'éther que réclame chaque anesthésie varie 1° avec l'âge des malades, leur capacité pulmonaire, leur tempérament, leurs habitudes de sobriété ou d'intempérance, l'état de leurs forces ; 2° avec la nature et la durée des opérations ; 3° avec le mode d'administration. Dans un sens très général, *chez l'adulte*, il faut 70 *gr. d'éther* pour une opération d'*une demi-heure*, et 120 *gr.* pour une opération *d'une heure. Pour un enfant* ou une *personne faible*, la quantité peut être *moitié moindre*, pour le même laps de temps ; elle peut être *double*, s'il s'agit d'un *alcoolique* avéré ».

Sans parler de la simple inhalation d'un flacon débouché, plusieurs espèces d'appareils sont employés pour faire l'anesthésie par l'éther. En Angleterre, on emploie *l'inhalateur de Clover's*, en Suisse, à Berlin et à Montpellier, le *masque de Julliard*. A

Lyon, j'ai vu couramment employer le *sac de Roux* et ceux de MM. les professeurs *Ollier* et *Poncet* et à l'Hôtel-Dieu de Toulouse, le *masque du professeur Chalot.*

Je ne décrirai pas ces divers appareils, qui ont tous leurs avantages et leurs petits inconvénients, mais dont l'idée de construction est identique, et consiste à verser l'éther au fond d'un sac de forme et d'étoffes différentes, sur un corps spongieux qui s'imbibe et qui, le sac appliqué sur la figure, laisse s'évaporer l'agent anesthésique dont il s'est imprégné. Pour la technique de l'éthérisation, deux méthodes sont en présence : 1° *la méthode douce ;* 2° *la méthode forte.*

*La première* consiste à approcher lentement le masque, en diminuant de plus en plus l'entrée de l'air et, après quelques minutes, on peut l'appliquer assez fortement sur la bouche et le nez ; de temps à autre, on continue à doser la quantité d'éther par la pénétration d'un peu d'air.

*La seconde* consiste à donner, dès le début, de grandes quantités d'éther sans le mélanger avec de l'air.

A Lyon, j'ai toujours vu employer une méthode intermédiaire qui est presque la méthode douce.

A Toulouse, M. le professeur Chalot emploie une *méthode massive et rapide* qui est une méthode forte, et avec laquelle je n'ai jamais vu se produire d'accidents asphyxiques.

C'est évidemment la méthode douce qui convient le mieux à l'étude des phénomènes psychologiques produits dans l'éthérisation.

On a beaucoup discuté sur la valeur comparée du chloroforme et de l'éther comme anesthésiques chirurgicaux, je n'ai pas à rappeler ici ces discussions. Elève de l'Ecole lyonnaise, entraîné par elle dans le culte de l'éther que, trois ans durant, j'ai vu journellement employer sans accidents sérieux, partisan convaincu, par conséquent, de cet agent anesthésique, je me contenterai de reproduire les conclusions de la *Thèse de Neyraud*, Lyon 1895.

« 1° L'anesthésie s'obtient aussi facilement et aussi complètement avec l'éther qu'avec le chloroforme, et dans un temps sensiblement égal ; elle peut être maintenue plus longtemps, tout en faisant courir beaucoup moins de dangers.

2° De plus, elle n'exige pas, comme le chloroforme, une surveillance aussi attentive sur l'état de la circulation. Le réveil est aussi plus facile et plus bruyant, ce qui prouve que l'éther est moins toxique.

3° Toutes choses égales d'ailleurs, la période d'excitation est un peu plus longue avec l'éther qu'avec son rival ; mais ce n'est pas, là, un inconvénient sérieux. Les vomissements sont aussi un peu plus fréquents, au moins chez les enfants.

4° La syncope cardiaque du début de l'anesthésie est à peu près inconnue avec l'éther, surtout si les malades ne sont pas tarés ou affaiblis ; tandis qu'on l'observe encore assez souvent avec le chloroforme, qui n'épargne même pas les individus jeunes, ou doués d'une bonne constitution.

5° La syncope secondaire est aussi moins fréquente avec l'éther qu'avec le chloroforme. L'éther fait généralement mourir en paralysant le centre respiratoire, si l'on n'intervient pas à temps; alors que le chloroforme tue en paralysant le cœur, accident plus redoutable, et contre lequel on est à peu près désarmé.

6° L'anesthésie mixte ne donne pas, en général, des résultats aussi satisfaisants qu'on l'aurait pensé.

7° La valeur anesthésique de l'éther sur le chloroforme nous est encore fournie par l'ensemble des statistiques. En les totalisant, on obtient une moyenne de 1 mort sur 16.808 éthérisations, et 1 mort sur 3.134 chloroformisations. Soit une mortalité *5 fois plus élevée* avec le chloroforme qu'avec l'éther.

8° C'est donc à l'éther qu'on aura recours pour les malades de tout âge, de tout sexe, ayant même des affections organiques plus ou moins graves, telles que: maladies aiguës et chroniques du cœur et des voies respiratoires; hernies, opérations portant sur l'abdomen et tout au moins accompagnées d'affaiblissement général. Seulement, dans ces cas, il sera recommandé d'être excessivement prudent dans son emploi. Cependant, nous accordons que le chloroforme pourra être employé comme un succédané précieux de l'éther, pour des raisons spéciales, en obstétrique, en ophtalmologie et chez les enfants. »

Certains chirurgiens n'emploient jamais l'éther *chez les pulmonaires*; je me contenterai de faire remarquer que l'éther n'a pas le monopole des bronchites et des broncho-pneumonies à la suite d'anesthésie; le chloroforme en prend sa part.

Voici le tableau détaillé des statistiques :

| | STATISTIQUES | Ethérisations | Morts | Chloroformisations | Morts |
|---|---|---|---|---|---|
| 1 | Ollier.................. | 40.000 | 0 | » | » |
| 2 | Poncet ................ | 15.000 | 2 | » | » |
| 3 | Julliard................ | 314.738 | 21 | 524.507 | 161 |
| 4 | Gurlt................... | 14.646 | 0 | 137.495 | 51 |
| 5 | Hahn .................. | 700 | 0 | 21.000 | 6 |
| 6 | *British Med. Journ*,...... | 23.804 | 1 | » | » |
| 7 | Sweigger ............... | 8.000 | 0 | » | » |
| 8 | Chalot.................. | 1.602 | 1 (1) | 274 | 1 |

(1) M. le professeur Chalot, par excès de scrupule, a mis sur le compte de l'éther une mort par broncho-pneumonie au 17me jour d'une ovariotomie chez une malade de 63 ans, affectée avant l'opération, d'un vieux catarrhe bronchique.

# CHAPITRE III

## Coup d'œil d'ensemble sur l'anesthèsie chirurgicale par l'éther

Voici les malades sur la table d'opération ; on approche de la figure le masque ou le sac d'éther : cinq ou six inspirations et leurs oreillent tintent, ils entendent des sifflements, des bourdonnements, des bruits étranges, puis survient tout un cortège de phénomènes, symptômatiques d'une excitation cérébrale assez forte : c'est une mimique d'extase ou de dégout, de joie ou de tristesse accompagnée d'une excessive volubilité de langage et parfois d'indiscrétions, de propos injurieux, de chants bruyants ; ils répètent une phrase qu'on vient de prononcer tout haut ; ils parlent avec terreur ou insouciance de l'opération qu'ils vont subir, ils vous font leurs confidences ; puis ils se mettent à divaguer ; les sons s'étranglent, un flot de paroles rauques sans suite et sans signification, et un sommeil profond sans perception, sans conscience et sans rêve les terrasse lourdement.

Bientôt la sensibilité à la douleur disparaît ; ils peuvent sentir confusément les incisions, mais sans souffrance ; ensuite c'est le tour de la sensibilité tactile ; celle de la peau du visage et des téguments de l'œil disparaît la dernière ; à ce moment les pincements et les tiraillements sont sans effet.

Enfin, après une phase bruyante d'excitation motrice, (convulsions musculaire généralisées, prédominant surtout dans les muscles de la respiration : dents crochetées, folie des globes oculaires qui, après une série de mouvements dissociés se renversent derrière la paupière supérieure) la motilité provoquée ou reflexe est abolie. Dans cette phase de résolution musculaire, la vie de relation est éteinte ; seuls le bulbe et le système sympathique veillent encore. Mais si, comme on l'a fait sur l'animal, l'éthérisation était poussée jusqu'au bout, le bulbe et le sympathique, à leur tour, seraient pris, et ce serait alors, par la paralysie suprême des centres respiratoires, précédée, elle aussi, de leur excitation, la mort réelle dans ces corps qui n'en offrent que l'image.

En synthétisant les phénomènes que je viens de décrire on voit déjà que l'éther frappe sur notre organisme successivement et progressivement, en paralysant d'abord les hémisphères cérébraux qui ont la fonction la plus haute et la plus délicate, puis la moëlle épinière et les nerfs rachidiens, enfin le bulbe. Et cette action progressive, chaque élément étant frappé à son rang hiérarchique, en commençant par ceux dont la fonction physiologique est la plus délicate, la plus complexe, la plus élevée, cette graduation dans l'effet produit sans laquelle l'action de l'anesthésique resterait sans utilisation pratique, se retrouvent dans la hiérarchie naturelle de l'échelle zoologique. Si, en effet, comme plusieurs physiologistes l'ont fait, et comme j'ai tenu à le refaire moi-même, on place dans une caisse, où s'évapore de l'éther, un moineau, une souris, une grenouille et une sensitive, l'oiseau, qui est le plus élevé en dignité organique, tombe le premier et la sensitive est la dernière atteinte.

L'empoisonnement général de l'organisme par l'éther se fait donc d'une façon progressive et on a successivement : 1º la disparition de la sensibilité consciente (domaine des hémisphères cérébraux) ; 2º le sommeil complet avec disparition de la sensibilité inconsciente, de la motilité et des réflexes (domaine de la moëlle) ; 3º l'arrêt de la respiration et du cœur (domaine du bulbe).

Ce n'est pas tout : d'après une loi de physiologie générale *toute paralysie est précédée d'une phase plus ou moins longue d'excitation* ; cette loi est parfaitement réalisée dans l'anesthésie. Avant la paralysie des hémisphères cérébraux on a du délire ; avant la paralysie motrice on a des mouvements convulsifs généralisés ; avant la paralysie bulbaire on a une tétanisation respiratoire.

Voici maintenant le réveil : la personnalité se reconstitue dans tous ses éléments, mais dans un ordre inverse à celui de leur disparition. L'intelligence, la première frappée, s'éveille la première et renait bruyamment; le malade rit, est heureux, expansif: c'est l'expression confiante d'une ivresse légère et gaie; la sensibilité qui n'avait pas encore reparu à ce moment, ainsi que je m'en suis souvent assuré en pinçant et en piquant, reparait ensuite, puis c'est le tour de la motilité.

Par cette action progressive, par cette décomposition et recomposition rapide en sens inverse de l'être vivant, l'éther va nous permettre l'analyse et la synthèse des fonctions organiques, et Claude Bernard a justement comparé les anesthésiques à « des instruments infiniment plus délicats que nos grossiers scalpels, et qui, pénétrant jusque dans les profondeurs de notre organisme, vont interroger la vitalité des parties sans cela inaccessibles ». L'action de l'anesthésique, en effet, est universelle ; les vapeurs d'éther suspendent chez la tortue, le rythme du cœur détaché qui, comme on le sait, peut continuer à battre pendant deux jours ; il paralyse de même la motilité des cils vibratils de l'œsophage d'une grenouille, la sensibilité de la sensitive, cette plante à sang chaud, comme l'appelle Paul Bert, ce végétal hystérique, comme l'appelle Dastre, il arrète la germination des graines soumises à ses vapeurs, la fonction chlorophylienne des feuilles vertes. Motilité, sensibilité, nutrition, autant de fonctions abolies par l'éther sur tous les éléments organiques sans exception. Mais, à côté des exemples que nous venons de citer et qui nous ont montré ce qui cède à l'éther, il en est d'autres qui nous montrent ce qui lui résiste; tel est le phénomène observé par M. Müntz; en présence de l'éther, la levure cesse de fermenter le jus sucré, fermentation qui est due à l'activité vitale du *saccharomyces cerivisiæ*, mais la transformation du sucre du jus en glycose fermentescible, tranformation qui n'est qu'une digestion, continue à se faire; de même la germination des graines est arrêtée, mais elles continuent à respirer. L'éther est donc, selon l'heureuse expression de M. Dastre, un *réactif de la vie*, puisqu'il abolit la sensibilité, la motilité, les secrétions, l'assimilation. phénomènes caractéristiques de la vitalité, et qu'il respecte ceux qui, comme la digestion et la respiration, sont d'ordre physique ou chimique.

Quel est maintenant le mécanisme intime de cette action de l'éther? Il est certain qu'elle doit s'exercer sur la matière essentiellement vivante que renferme chaque cellule douée d'une activité quelconque, c'est-à-dire le protoplasma. Le protoplasma, en effet, est l'unité vitale que l'on retrouve au fond de tout organisme, plus ou moins différencié, depuis l'amibe jusqu'à l'homme.

C'est en agissant sur le protoplasma cellulaire du cœur de la tortue que l'éther paralyse celui-ci; c'est en agissant sur le protoplasma de la graine et de la levure qu'il suspend leur travail de germination ou de fermentation; c'est en agissant enfin sur le protoplasma de la cellule nerveuse de nos hémisphères cérébraux qu'il foudroie leurs fonctions, c'est-à-dire les manifestations les plus éminentes de l'activité du moi. Le sang puise l'éther inhalé dans le poumon et, pourvoyeur universel, il va le mettre en contact intime avec toutes les parties de l'organisme, sur lesquelles il va exercer son action protoplasmique. Qu'est cette action ? Est-ce une coagulation, comme le voulait Claude Bernard ? Non, car outre qu'il raisonnait par analogie, l'éther dissout les graisses phosphorées, éléments importants du protoplasma de la cellule nerveuse. Est-ce, comme le veut M. Raphaël Dubois, une déshydratation du protoplasma vivant, déshydratation nettement constatée par lui sur des plantes et des tissus d'animaux exposés aux vapeurs d'éther, et expliquant parfaitement le dépoli de la cornée si souvent observé dans l'anesthésie ? Non, car tous les anesthésiques, et le protoxyde d'azote en particulier ne produisent pas ce phénomène et, de plus, il faudrait se demander si, indépendamment de l'action spécifique de chaque anesthésique sur les tissus, il n'y a pas lieu d'ajouter à la notion de la substitution de l'agent à l'eau des parenchymes, la notion de sa solubilité. La cocaïne, par exemple, ne se dissoudrait-elle pas simplement dans l'eau des cellules sans expulser cette dernière ?

Toutes ces explications sont vraies en partie, mais aucune ne peut être exclusivement acceptée ; aussi doit-on, je crois, s'en tenir à cette conclusion très logique de M. Dastre : « L'anesthésique agit sur la matière première protoplasmique, dans laquelle sont taillées, sous des figures diverses, toutes les parties organiques ; il agit sur cette substance commune en la désorganisant mécaniquement, physiquement ou chimiquement, et suspend ainsi temporairement ou définitivement ses différents modes d'activité ; il n'y a plus d'explication au-delà, puisque nous arrivons à comprendre comment toutes les fonctions d'ordre vital sont tributaires du chloroforme et de l'éther et peuvent s'endormir sous leur influence. »

En décrivant les phénomènes d'ensemble de l'anesthésie par l'éther, nous avons vu que l'action de l'agent était progressive et que l'envahissement nerveux se faisait par étapes successives; j'en distinguerai trois :

1° Une étape cérébrale ;
2° Une étape médullaire ;
3° Une étape bulbaire.

Ce tableau général de l'éthérisation esquissé, si nous reprenons chaque partie de façon à en préciser les détails, si nous faisons, en un mot, la physiologie spéciale des étapes, nous voyons qu'on peut encore subdiviser chacune d'elles en un certain nombre d'étapes secondaires. Passons-les rapidement en revue.

### 1° *Etape cérébrale.*

L'éther est introduit dans les voies respiratoires par les premières inspirations, pendant lesquelles se manifestent quelques symptômes de répulsion et d'instinctive défense contre l'agent ; puis survient une ivresse, plus ou moins bruyante, plus ou moins longue, surtout prononcée chez les enfants, les femmes et en particulier les hystériques, les alcooliques. Puis, dans un laps de temps qui varie de 10 à 20 minutes, survient un sommeil absolument normal, qui donne le change pour le véritable sommeil anesthésique et dont il faut se méfier : ce n'est pas encore pour le chirurgien le moment d'intervenir.

Pendant ce sommeil, qui peut présenter des rêves et des hallucinations plus ou moins intéressants, si on pique l'anesthésié, on voit que les mouvements instinctifs de défense persistent ; comme le dit M. le professeur Soulier : « C'est l'homme qui dort ». Peu après, ces mouvements instinctifs disparaissent : « C'est la bête qui dort ». Enfin, la sensibilité consciente s'en va, mais les réflexes persistent.

Je donnerai, pour cette étape cérébrale, les divisions que donne M. Soulier, et qui me paraissent concorder avec ce qui se passe dans la majorité des cas.

| | |
|---|---|
| Etape cérébrale. | 1° Action ébrieuse.<br>2° Sommeil normal, avec persistance des mouvements instinctifs de défense.<br>3° Disparition de ces derniers.<br>4° Sommeil avec disparition de la sensibilité consciente, et persistance des réflexes. |

A propos de la disparition de la sensibilité consciente, je ferai une remarque : c'est que c'est la sensibilité consciente de la partie organique sur laquelle on doit opérer qui disparaît la dernière. Il semble que l'intelligence se concentre sur ce point, et veille dessus le plus longtemps qu'elle peut.

### 2° *Etape médullaire.*

C'est d'abord la cellule sensitive, ainsi que Claude Bernard l'a démontré qui est prise ; mais il y a ici aussi une excitation pré-paralytique, pendant laquelle peuvent se produire des hallucinations d'origine périphérique. Puis la sensibilité à la douleur disparaît la première, puis c'est celle qui relève des nerfs médullaires ; puis celle qui relève de la protubérance et du mésencéphale (face) ; puis celle qui relève du bulbe (oreille). Cette dissociation des différentes sensations par l'anesthésique permet d'expliquer, comme nous le verrons, certains phénomènes curieux. Parmi les organes des sens, l'œil est pris le premier, l'oreille la dernière. C'est la sensibilité sympathique, celle du tube digestif et celle des organes génitaux qui résistent le plus longtemps.

La sensibilité disparue, la motilité à son tour disparaît ; sa disparition est précédée d'une excitation pré-paralytique, qui se manifeste par une exagération du pouvoir auto-moteur et excito-réflexe, surtout dans les régions supérieures (nystagmus, mouvements dissociés des yeux) se traduisant par des convulsions, des trépidations, de la tétanisation respiratoire ; il s'y ajoute souvent des phénomènes d'excitation asphyxique. Ceci nous apprend que le sujet *insensible* peut se débattre. Enfin la motilité réflexe est abolie : c'est la résolution musculaire complète, la période de choix pour l'intervention ; elle peut durer de trois à cinq minutes sans inhalations. Le *réflexe rotulien* disparaît un des derniers ; la disparition du *réflexe oculo-palpébral* marque un moment capital. Pour M. Dastre, le réflexe *labio-mentonnier* est l'ultimum réflexe.

Nous pouvons résumer dans le tableau suivant l'étape médullaire.

| | |
|---|---|
| Etape médullaire. | 1° Sommeil avec perte totale de toute espèce de sensibilité.<br>2° Exagération du pouvoir excito-réflexe.<br>3° Disparition des réflexes. |

### 3 *Etape bulbaire.*

C'est l'étape toxique, celle qui, prolongée, tuerait par paralysie respiratoire et par paralysie cardiaque. Quelle est donc l'action de l'éther sur la circulation et sur la respiration ? Il peut produire trois syncopes cardiaques et trois syncopes respiratoires, et c'est ainsi que la mort survient.

1° *Syncope cardiaque primitive*, au début des inhalations, par irritation des premières voies de pénétration, qui se réfléchit dans le bulbe sur le pneumogastrique.

2° *Syncope bulbaire*, à la suite d'inhalations trop brusques, par paralysie des centres accélérateurs de la moelle.

3° *Syncope toxique* ; elle n'est que la réalisation du principe physiologique suivant : *deux systèmes, modérateur et accélérateur*, *étant également excités*, *le modérateur l'emporte* ; *l'excitation cessant c'est l'accélérateur.*, Donc dans une anesthésie poussée trop loin, il y aura accélération paralytique des battements du cœur qui cesseront une ou deux minutes après l'arrêt de la respiration consécutif à la paralysie du bulbe.

1° *Syncope respiratoire primitive* se produit au début de l'anesthésie par irritation des voies de pénétration , c'est un arrêt respiratoire laryngo-réflexe.

2° *Syncope respiratoire secondaire* : à la suite d'une inhalation trop brusque ; succède à la syncope cardiaque bulbaire.

3° *Syncope toxique* : dans une anesthésie prolongée par paralysie du bulbe, précédant de quelques secondes à deux minutes la syncope cardiaque tertiaire.

Je n'ai plus qu'une constatation à faire ; à l'inverse du chloroforme, qui le contracte, l'éther dilate le réseau de la circulation périphérique, et ainsi tombent d'elles-mêmes la théorie du sommeil anesthésique par anémie (l'éther dilatant les vaisseaux du cerveau) et la théorie du sommeil par congestion (le chloroforme les contractant).

L'embryologie nous apprend que les hémisphères cérébraux ne sont que l'épanouissement suprême de l'axe médullaire et que le bulbe n'est que l'organe de transition entre les deux ; la physiologie nous apprend que le bulbe n'est pas que le lieu de passage de la moelle au cerveau, que même cette fonction de conduction et de transmission des impressions motrices et sensitives n'est que la minime partie de la fonction du bulbe qui est, par excellence, le *centre autonome* de la respiration, de la circulation et de la motilité cardiaque. Aussi ne doit-on pas s'étonner que le bulbe qui, de par sa situation anatomique, semble, dans l'éthérisation, devoir être pris avant la moelle, ce qui revient à dire que la moelle ne doit pas être touchée, soit pris après elle ; la portion bulbaire qui contient les fibres de transmission sensitive et motrice est prise avant la moelle, mais la portion bulbaire principale, celle qui préside à la fonction du cœur et des poumons, est plus tenace et *demande pour céder, une plus grande dose de substance anesthésique*. L'action de l'éther, nous l'avons vu, est *universelle*, mais, comme l'expérience l'a prouvé, son action est *successive* et *frappe les éléments à leur rang hiérarchique par ordre de dignité fonctionnelle*. C'est pour cette raison que ce qu'elle frappe en premier lieu dans l'organisme humain, c'est l'élément nerveux et, parmi eux, ceux dont la réunion constitue l'organe le plus délicat, le plus noble, c'est-à-dire les éléments des hémisphères cérébraux. L'action anesthésique suit une marche régulièrement descendante passe par la portion bulbaire qui constitue la moelle allongée, à proprement parler, descend jusqu'à l'extrémité de la moelle et, la *dose de l'agent augmentant*, frappe enfin le bulbe proprement dit. L'anesthésie par l'éther ne doit donc être considérée que comme le premier stade d'un empoisonnement général, et la distinction faite des trois étapes dans l'ordre suivant : étape cérébrale, étape médullaire, étape bulbaire, est loin d'être paradoxale.

Ce n'est guère dans les salles d'opération, mais

bien dans les éthérisations faites dans un but de curiosité scientifique que les étapes anesthésiques (cérébrale, médullaire, bulbaire) que je viens d'examiner en détail, sont nettes et que les phénomènes psychologiques produits sont faciles à démêler. C'est sur ces dernières que je vais surtout m'appuyer, en recourant, de temps à autre, aux observations d'éthérisations opératoires intéressantes dont j'ai pu être le témoin.

L'étude de l'étape cérébrale faite de la sorte à un point de vue maintenant purement psychologique, va nous fournir des données intéressantes sur les modifications, pendant l'éthérisation, de nos fonctions psychiques ; l'étape médullaire nous donnera de précieux renseignements sur la sensibilité et la motilité. Je vais successivement étudier l'action de l'éther 1° sur les facultés intellectuelles ; 2° sur la volonté et les mouvements ; 3° sur la sensibilité.

Pour faciliter ma tâche et éviter des redites, je vais placer en tête de ces études les observations d'éthérisations par expérimentation psychologique qui ont été publiées, ou que j'ai pu recueillir.

---

# DEUXIÈME PARTIE

## CHAPITRE PREMIER

### A. — Observations publiées.

I

IMPRESSIONS DE J.-J. SAUVET.

(*Annales médico-psychologiques*, 1847.)

A peine avais-je aspiré quelque peu d'air éthéré, qu'un frisson de douce chaleur parcourait tous mes membres; j'éprouvais le plus grand besoin de les allonger et je me voyais avec peine forcé de maintenir l'appareil contre mes lèvres à l'aide de la main gauche, que je sentais prête à tomber, entraînée par son propre poids; sur un signe, un domestique, placé près de moi, saisit l'appareil et l'appliqua fortement sur ma bouche; je sentais en même temps ma vue s'obscurcir, je ne distinguais plus la couleur des vêtements de ceux qui m'entouraient; enfin le délire éclata et je demandai à grands cris au domestique, que j'appelai *par son nom*, de me procurer une valseuse; mais le besoin de mouvement se fit trop vivement sentir et dans ceux auxquels je me livrai, l'éthérisation fut forcément suspendue ; je me réveillai bientôt luttant avec mon opérateur; l'inhalation était incomplète; il y avait à peine deux minutes que j'aspirais de l'éther. Je fis quelques dispositions pour faciliter à l'opérateur l'exploration de mon pouls. J'aspirai de nouveau l'air éthéré, le délire ne tarda pas à reparaître. « Sentez-vous ce qu'on vous fait? me dit-on. — Je sens que l'on me pince, mais cette sensation n'a rien de douloureux ». On ne me pinçait pas dans ce moment, l'on me piquait assez fortement avec une épingle ; je n'éprouvais aucune douleur, mais sur le lieu de ma piqûre, je voyais une série de rayons lumineux qui convergeaient vers un centre doré. D'ailleurs, on m'a assuré que je n'avais fait aucun mouvement pour retirer la main. Bientôt je me sens irrésistiblement entraîné vers la valse. Aussitôt repoussant vivement le fauteuil sur lequel j'étais assis, je m'empare d'un autre fauteuil et valsant avec lui, je fais plusieurs fois le tour du salon ; mais on me l'arrache des mains et l'on me donne une chaise avec laquelle je recommence de plus belle ma valse échevelée ; tout à coup, avisant un devant de cheminée, je le transporte devant la fenêtre, pour le voir de plus près : je reconnais le portrait du fondateur d'un ordre religieux ; je fais à ce sujet quelques réflexions que mes lecteurs n'ont pas besoin de connaître. Ces idées évoquant elles-mêmes mes souvenirs, je rappelai assez amèrement une circonstance qui m'est personnelle et dans laquelle j'avais eu vivement à souffrir d'une personne appartenant à une autre congrégation ; puis voyant à mes pieds un petit tapis de laine au centre duquel je remarque quelques broderies noires, je crois y distinguer un homme noir qui me tire la langue et cherche à me jouer des niches ; pour le combattre avec des armes égales, je m'efforce de lui inspirer de la peur en grimaçant mon visage, mais mon agitation devient par trop bruyante, l'on s'empare de moi et je me sens maintenant sur un canapé près duquel se trouvait un piano ; sur le couvercle de cet instrument, j'aperçus aussitôt une petite dame qui me souriait; elle avait bien vingt centimètres de hauteur et dansait la polka d'une façon tout à fait agaçante : j'échange avec elle quelques propos burlesques pour accompagner sa danse, je veux tambouriner la polka sur le bois du piano, la phrase musicale m'échappe et je fredonne un chant patriotique.

« Suis-je absurde, m'écriai-je, je crois chanter la polka, et c'est la *Marseillaise* que j'entonne. » Une des personnes présentes portait un gilet bariolé de différentes couleurs. « Tiens, lui dis-je, quel drôle de goût vous fait porter sur vous des bigarrures de ce genre ? » — On me fait apporter un verre d'eau, et au moment où le domestique me le présentait, je lançais sous l'assiette qu'il m'offrait un violent coup de pied, qui fit sauter le vase et son contenu. Bientôt je racontai aux personnes qui m'entouraient, que je reconnaissais et désignais par leurs titres, une anecdote qui me revenait à l'esprit, et dont, à coup sûr, le récit, dans d'autres circonstances, eût été tout au moins inopportun devant elles. L'opérateur veut un instant s'assurer de l'état de mon pouls, de la dilatation de la pupille, et sans respect pour son exploration scientifique, je me mets à répéter ses gestes en les exagérant. Peu à peu cependant, le délire s'affaiblissait, la raison reprenait son empire ; bientôt il ne restait plus que le souvenir agréable d'un rêve délicieux, dont tous les détails se présentaient à ma mémoire, à mesure qu'on me les racontait. J'avais été pendant quatre minutes au plus soumis à l'inhalation de l'éther ; le délire avait à peu près duré vingt minutes ; cet état me paraissait avoir été beaucoup plus long. Pendant ce temps on avait constaté que mon visage était pâle et ma figure vieillie. Je puis affirmer que cet état ne m'a causé ni fatigue, ni sensation pénible ou douloureuse. L'on m'a assuré que, plusieurs fois pendant mon délire, j'avais demandé de l'éther, et que, par deux fois, je m'étais précipité sur l'appareil pour en aspirer de nouveau. Je ne me souviens pas de ce fait, mais je sais fort bien que j'avais conscience de mon nouvel état, que j'attribuais à l'éther et que je désirais vivement prolonger l'éthérisation. Je n'ai point, un seul instant, perdu l'usage de la mémoire ; on dirait, au contraire, qu'elle était surexcitée par l'éther, car elle a fait presque seule tous les frais de mon délire; je ne vivais, en quelque sorte, que de souvenirs. En effet, j'ai constamment reconnu les personnes qui m'entouraient pendant mon délire ; j'ai fait allusion, par une phrase, au sujet sur lequel avait roulé la conversation quelques instants avant de recommencer l'expérience ; j'ai reconnu dans une peinture le portrait d'un personnage dont je connaissais la vie ; je me suis rappelé l'histoire d'une dame qui avait pris du hachich ; j'avais commencé le récit d'une anecdote assez longue que mon réveil seul est venu interrompre et, enfin, cherchant un air de danse, j'ai reconnu moi-même mon erreur quand je le confondais avec un air patriotique ; ce sont bien là des effets de la mémoire Le jugement et la réflexion n'existaient plus, ils auraient à coup sûr rendu mes actions plus sérieuses ; la coordination des idées était nulle, mes pensées ne se suivaient pas, et je sautais brusquement et sans transition d'un sujet à un autre.

J'ai eu une véritable hallucination de la vue, quand j'ai vu sur le piano, une petite femme qui dansait la polka, et je conçois maintenant, plus que jamais, l'obstination des aliénés hallucinés, qui persistent à dire, *j'ai vu*, quand on veut leur persuader qu'ils n'ont pas vu, mais qu'ils ont *cru voir*. Je puis dire, comme eux, *j'ai vu*, car j'ai fort bien distingué toutes les parties de son corps, et ses vêtements, et sa figure, et la pose de ses mains ; en un mot, je l'ai vue aussi clairement que je vois, en ce moment, les objets posés sur ma table. Je l'ai d'autant mieux vue, que la perspicacité de mon regard était plus grande, puisqu'un seul coup d'œil a suffi pour analyser toute sa personne. J'ajoute seulement que je n'ai vu cette femme que parce que j'étais sous l'influence de l'éther.

Quelques illusions de la vue se sont aussi manifestées; celle, entre autres, qui m'a fait prendre pour un petit homme noir, se jouant de moi, des carreaux de laine d'une couleur foncée.

## II

### IMPRESSIONS DE M. MOREAU

(*Annales médico-psychologiques, 1847.*)

Il est possible, au point de vue anatomique, d'isoler le siège de la sensibilité générale de celui de l'intelligence et la volonté; dans l'ordre fonctionnel ou psychologique, c'est impossible. On ne peut isoler les facultés morales, ni toucher à leur caractère d'unité et d'indivisibilité, sans les anéantir. On peut tuer le moi, on ne peut pas le diviser. L'individu ne souffre pas, dans l'état de stupéfaction éthérique, au sens rigoureux et métaphysique du mot. Sentir est un acte complexe, une sensation qui n'est que *perçue* est incomplète ; il faut encore qu'elle soit *aperçue*, que l'animal en ait conscience. Or, avec l'éther, la sensation est inaperçue, elle est incomplète.

J'ai respiré de la substance anesthésique et voici quelles ont été mes impressions.

Je sentais qu'une profonde modification s'était opérée en moi; mais l'espèce de vague qui envahissait mes idées, faisait que je m'en rendais mal compte. La vue, l'ouïe, le toucher étaient intacts; on me piquait, je sentais nettement la piqûre, mais je ne pouvais m'arrêter à la douleur, j'en étais irrésistiblement distrait. Mieux que ça, je me sentais porté à la braver.

J'exigeai qu'on m'appliquât la main sur des charbons ardents, mais la douleur fut trop vive et je retirai la main, rendu à moi-même; encore quelques gorgées de vapeur d'éther et l'excitation fit place à un engourdissement général, à un état de stupeur d'étonnement et d'hébétude, que je ne peux mieux comparer qu'à ce que l'on éprouve lorsqu'on est entraîné vers le sommeil, malgré soi, surtout quand le sommeil est provoqué par une chaleur lourde. Dans cet état j'avais presque cessé de *m'aperçevoir* de la douleur, de même que je cessai de rien *perçevoir* non seulement des choses du dehors, mais encore de mes sensations intérieures, de ces impressions intimes et de conscience qui révèlent à l'individu son existence. Je me sentais sous la main de plomb d'un sommeil accablant, d'un assoupissement invincible. Je n'ai pas perdu connaissance, mais j'ai pressenti cet état, tant la conscience était près de m'échapper. Les effets produits par l'inhalation de l'éther ne sont, en somme, qu'un sommeil artificiel en tout comparable à celui que déterminent les différents narcotiques.

## III

### Impressions de M. le professeur Regnard

(Conférence à l'Association scientifique de France, 2 mai 1885).

Au début d'une inhalation d'éther on ressent une grande fraîcheur à la face et dans les voies respiratoires; puis la vue se trouble un peu, les oreilles bourdonnent; on est pris d'une sorte de vertige, qui n'a rien de désagréable; les conceptions intellectuelles deviennent gaies, charmantes; quelques hallucinations se développent en général assez simples. Il ne faut pas augmenter alors la dose d'éther, car on arriverait à une période d'excitation et même à un sommeil anesthésique absolu tels que le produisent les chirurgiens. Les gens qui s'éthérisent le savent bien et modèrent le poison, pour faire durer le plaisir plus longtemps. Après l'inhalation le sujet revient presque à son état naturel ; il se sent la tête un peu lourde et l'esprit un peu obtus.

## IV

### Impressions du Dr Fontan

C'est fantastique le nombre d'idées qui vous passent par la cervelle dans cette première période d'assoupissement qui n'est même pas le demi-sommeil. On peut y avoir la bonne fortune d'y pousser aussi son petit « eureka » ; on y trouve parfois de bonnes idées chacun suivant sa marotte, ou les applications habituelles de son esprit. Ceux qui ont l'étoffe pourraient même y avoir des traits de génie. Après tout c'est dans un bain qu'Archimède a trouvé son fameux principe, c'est peut-être au fond d'une fiole d'éther qu'on découvrira la direction des ballons sujet d'actualité on ne peut plus dans les nuages.

Pour arriver à ce résultat, le *modus faciendi* est simple : un peu d'éther, une compresse. Muni de votre provision de génie en flacon, ayant à côté de vous vos tablettes, vous vous étendez mollement sur un divan quelconque, et vous inhalez lentement l'éther mélangé à beaucoup d'air. Si le calme est complet autour de vous, vous ne tardez pas à entrer dans cette période d'assoupissement et de rêvasserie lucide, qui se prolonge aussi longtemps qu'on le désire, à condition de ne pas céder au premier besoin de sommeil et de tenir son esprit éveillé par quelque sujet de recherche ou de méditation. Dès que vous percevrez la sensation auditive, de ce que j'appellerai le bruit de chemin de fer, où la plus petite vibration se répercute exagérée et monotone à votre oreille, comme un roulement de wagon, modérez les inhalations, car le trouble des idées et le sommeil ne sont pas loin. Pendant cette période d'abstraction et de recueillement, il y a une légère excitation cérébrale ; les facultés intellectuelles ont plus de vigueur ; vous tenez avec vous-même un monologue intime et muet, où les idées se présentent en foule à votre imagination. Votre esprit devient momentanément primesautier ; il conçoit des idées nettes et lucides, mais qui ont un caractère particulier : elles sont fugaces, et si elles n'ont été stylées immédiatement entre deux rêvasseries, ou peu après, elles s'évanouissent, et on ne peut, plus tard, en retrouver la trace.

## V

### Impressions du Dr Shoemaker.

(Résumé.)
(Observation complète dans la *Revue Scientifique* 1887, tome 13.)

Le Dr Shoemaker a commencé par prendre avec lui-même, avant de s'appliquer le masque anesthésique, la résolution de ne pas résister à l'action de l'éther, comme le font ordinairement les patients, et, au contraire, de s'abandonner tranquillement à cette action, en s'efforçant de conserver le plus longtemps possible la conscience, plus ou moins nette, de ce qui arriverait. Cette volonté formelle de prolonger l'état conscient ou demi-conscient jusqu'en pleine insensibilité était même partie essentielle du programme.

Immédiatement après la première inhalation, M. Shoemaker essaya de parler. Cela lui fut impossible. La faculté d'articuler un mot était déjà partie. Il put seulement émettre un son vague et rauque.

Dès la troisième ou quatrième inspiration, le sens de l'ouïe, ceux de la vue, de l'odorat et du goût s'étaient évanouis. Le Dr Shoemaker déclare qu'il avait à ce moment le sentiment de l'inconscience, mais, chose bizarre, il *ne croyait pas* à cette inconscience, et il se rappelle très nettement cet étrange état d'esprit. Quant à l'insensibilité, elle s'était établie, puisqu'il ne percevait pas les piqûres que lui faisait son collègue en divers points du corps ; mais ce n'était pas, tant s'en faut, une insensibilité absolue ; au contraire, le sujet éprouvait une sorte d'angoisse générale et très douloureuse, quoiqu'il lui fût impossible de la définir ou de la localiser : angoisse qui ne le quitta plus jusqu'à la fin de l'expérience. Il en a gardé le souvenir comme celui de *la sensation la plus pénible qu'il ait jamais éprouvée.* « J'aurais voulu m'en débarrasser, dit-il, j'aurais fait n'importe quoi pour y échapper, mais je ne pouvais pas effectuer le plus léger mouvement, et j'avais conscience de cette incapacité. En même temps, la présence du chirurgien qui m'assistait, m'inspirait un sentiment bizarre, sans qu'il me fût possible d'ailleurs de distinguer nettement son individualité de la mienne. C'était une sorte de conviction qu'un être, en qui j'avais pleine confiance, me trahissait bassement, et abusait de mon impuissance pour me mettre à la torture. La révolte mentale la plus atroce s'ajoutait donc à mon angoisse physique.

Sur ces entrefaites, un phénomène nouveau se manifesta pour durer jusqu'à la fin de cette espèce de cauchemar. Le Dr Schœmaker s'imaginait voir deux lignes lumineuses, parallèles et sans fin, qui ondulaient devant lui sur un fond noir. Ce mouvement d'ondulation était accompagné d'une sorte de bruit ou de bourdonnement analogue à celui d'un rouet. A part ces deux illusions de la vue et de l'ouïe, rien : pas une pensée, pas une émotion. Peu à peu les deux lignes devinrent indistinctes, puis finirent par disparaître.

M. Schœmaker entrait dans une troisième phrase : celle du retour à la sensibilité et à la conscience, voire à la conscience professionnelle. Comme il venait de pousser un profond soupir, il se rappela que ce symptôme, dans l'éthérisation,indique un état de profond narcotisme, voisin de la mort. Cette idée ne l'inquiéta pas et,au contraire,lui inspira la plus vive curiosité de savoir ce qui allait arriver. Les idées affluaient, maintenant. « Je me figurais qu'il m'était enfin donné de connaître l'essence de la vie et que le voile mystérieux se déchirait pour moi, que les deux lignes onduleuses étaient une représentation graphique des deux ordres de faits de la vie organique et de la vie de relation ; que je me trouvais, là, en possession d'une découverte de la plus haute importance et qu'il fallait à tout prix me rappeller les moindres détails, en revenant à la conscienee parfaite, pour en faire profiter l'humanité. »

Sur quoi, le Dr Schœmaker s'éveilla.

## VI

### IMPRESSIONS DU Dr CHAMBARD.

(Publiées dans son livre : *Les Morphinomanes.*)

J'ai respiré de l'éther à plusieurs reprises avec des résultats toujours identiques : engourdissement fort agréable, besoin de repos absolu, sensations de chaleur, de fourmillements aux extrémités, excitation intellectuelle calme avec rêverie philosophique. Il semble que l'esprit, aiguisé et débarrassé du poids de la matière, travaille sans effort ; les problèmes se posent avec une netteté parfaite, les solutions se présentent claires et élégantes, des rapports nouveaux entre les idées et les faits apparaissent avec évidence, le voile qui couvre la raison première des choses paraît se soulever ; la jouissance purement intellectuelle est si vive qu'il est impossible de s'arrêter en route et que tout flacon d'éther commencé est respiré jusqu'à la dernière goutte. Ces phénomènes sont d'autant plus marqués que l'inhalation est plus ménagée ; aussi est-ce en respirant simplement les vapeurs d'éther qui émanent d'un flacon à large ouverture, plein de ce liquide, qu'on le goûte le mieux ; force-t-on, au contraire, la dose, les troubles de la sensibilité prennent le dessus, les fourmillements deviennent plus intenses, de vagues hallucinations chromatiques de la vue, des fantômes lumineux apparaissent ; l'esprit s'engourdit, des battements isochrones à ceux du cœur se font sentir dans la poitrine, et tout à coup, survient un lourd sommeil que suivra, au réveil, un abrutissement nauséeux fort pénible. Je dois cependant faire remarquer, avec M. Ch. Richet, que l'hyperactivité intellectuelle que procure l'éther est beaucoup plus apparente que réelle. D'un côté les idées s'enchaînent avec trop peu de logique et de suite, la raison a sur elles trop peu d'empire pour qu'on puisse faire de l'éthérisme un véritable instrument de travail ; de l'autre, les idées qui, pendant l'inhalation, se presentaient en foule et paraissaient si brillantes et si ingénieuses, n'ont plus rien, si, après les avoir notées au passage, on les repasse le lendemain à loisir, que de très ordinaire et de très banal. L'éther met certainement en jeu l'automatisme de l'intelligence ; il fait penser, mais si, sous son influence, ou pense plus et plus facilement, on ne pense guère mieux qu'on n'est capable de le faire à l'état normal.

## B. — Observations inédites.

### I

IMPRESSIONS DE MON CAMARADE ET AMI LE D^r A. DEJOUANY.

Je n'avais aucnne appréhension, car j'avais réclamé moi-même l'anesthésie; aussi les premières inspirations d'éther me furent-elles plutôt agréables; je n'éprouvai réellement une sensation pénible qu'au moment, où, interceptant l'accès de l'air, on m'eût fortement appuyé le masque sur le visage ; j'ai eu à cet instant une impression si affreuse d'étouffement, que j'essayai d'enlever le bonnet de ma bouche ; on m'en empêcha et j'en souffris une seconde horriblement, puis je tombai dans un état de subconscience qui, cependant, me permit d'entendre les voix des personnes qui m'entouraient, et de parler moi-même. A un moment donné, je ressentis une sensation étrange, que je ne sais comparer à rien. Il me sembla que quelque chose d'indéfinissable, partant de mon cerveau , se glissait rapidement le long de mes nerfs, pour s'évanouir au bout de mes doigts ; il me parut que ce phénomène bizarre venait d'enlever toute sensibilité à mon corps et toute vie à mes muscles et *j'affirmai, à intelligible voix, que j'étais en résolution musculaire* ; on pensa à une idée plaisante d'un dormeur, car j'entendis des rires, qui me parurent étouffés et un peu confus ; mais un de mes camarades, le Dr Pinet, me souleva le bras gauche qui retomba inerte : j'eus conscience que j'avais dit vrai.

Bientôt des cloches sonnèrent à toute volée à mes oreilles, et j'eus l'impression de la vie qui s'éteignait, je laissai tomber deux mots : « Ma mère », que je prononçai avec infiniment de tristesse, comme pour lui dire adieu : puis, plus rien.

Quand je m'éveillai, il me sembla entendre des voix éloignées, et je crus sortir d'un long sommeil; mais à la vue du pansement qu'on me faisait, je compris tout, et je me mis à bavarder sur mille choses, sans bien savoir au juste ce que je disais. Je reconnus cependant tous ceux qni m'entouraient et je les remerciai de leur obligeance. J'avais toute ma connaissance quand on me transporta dans mon lit; l'anesthésie, du reste, avait été courte. Dans le courant de l'après-midi, j'eus deux vomissements; des nausées d'éther, qui durèrent plusieurs heures, me furent très désagréables. Le soir, du reste, je mangeai de bon appétit et, le lendemain, il ne me restait plus de mon sommeil artificiel qu'un peu de lassitude.

## II

### IMPRESSIONS DE MON CAMARADE LE Dr THOUZELLIER.

1° *Avant.* — Dispositions plus ou moins spéciales au moment où je suis monté sur la table d'opération. Eprouvant une certaine appréhension, j'avais déjà la respiration un peu haletante et gênée. On approche lentement le masque. J'éprouve d'abord une sensation de froid ; les vapeurs d'éther pénétrant dans les narines, me donnent du picotement. On approche toujours le masque, les vapeurs d'éther me saisissent à la gorge, il me semble que je vais étouffer, et je crie. A ce moment, on appuie fortement le masque sur mon visage ; en voulant me débattre contre une sensation affreuse d'asphyxie, et voulant crier, une bouffée d'éther pénètre grandement, me racle la gorge, me l'étreint, la serre ; j'ai la sensation d'un étouffement, d'un étranglement comme si on me serrait la gorge entre deux forts poignets, et je crois être asphyxié.

Aussitôt, un bourdonnement régulier s'empare de toute ma tête, je le ressens partout, j'entends encore les voix des personnes qui sont autour de moi, mais bien éloignées, tout d'un coup, je ne les entends plus.

Pendant cet intervalle, où j'ai conscience encore de la voix humaine, la période d'excitation a commencé. J'ai eu conscience d'avoir mis en mouvement mes bras et mes jambes, me sentant une force extraordinaire et ne pouvant en aucune façon les arrêter. Cet état de conscience des mouvements et de l'audition de la voix humaine a été très court — puis, plus rien — le vrai sommeil sans rêves.

*Pendant.* — A un certain moment, j'ai repris un peu de conscience. J'ai senti à la partie que l'on m'opérait comme un coup de bistouri. Pas de douleur, mais cependant la sensation de l'acier sur la chair : puis une chaleur comme si un sang chaud et abondant coulait, et pourtant rien de ce que j'ai ressenti n'a été fait.

A la suite de cette sensation, j'ai eu conscience d'avoir insulté quelqu'un, de l'avoir appelé « misérable » » pourquoi ? Quelles idées avais-je en prononçant ce mot ? Je ne sais. Pourtant il me semble me rappeler que je l'ai adressé au camarade qui m'avait endormi, ayant en quelque sorte une rancune contre lui, parce qu'il était cause de la sensation horrible d'asphyxie que j'ai ressentie au moment où il m'a appliqué fortement le masque.

J'ai eu conscience aussi de quelques voix humaines, mais sans distinguer les paroles, du remue-ménage qui se faisait autour de moi, enfin, je sentais que quelqu'un me tenait un bras, mais pas les autres membres.

En résumé, le peu que j'ai eu conscience pendant l'anesthésie a duré un temps très court, tout cela s'est suivi en peu de temps, et il est probable que l'on m'avait enlevé le masque pour me laisser respirer, car j'ai conscience de n'avoir pas eu dans cet intervalle, cette lourdeur énorme, sensation que je ressentai lorsque le masque était sur mon visage.

Cet état de conscience pendant l'anesthésie a-t-il eu lieu au commencement, au milieu où à la fin de l'opération? Je n'en sais rien.

*Après.* — J'ai repris conscience, mais non connaissance, lorsqu'on m'a donné des gifles; je ne les ressentais presque pas; elles me semblaient diminuées de force. J'ai eu conscience aussi de m'être senti transporté de la table d'opération sur le brancard. De la salle d'opération à la chambre, j'ai eu conscience du balancement que donne le brancard; je ne distinguais pas ceux qui m'accompagnaient; j'ai entendu un de mes camarades dire que je n'étais pas réveillé, et à celui-là, je lui disais en bégayant des mots aimables, et je versais des larmes. Je me suis réellement réveillé une fois couché sur mon lit. Alors à ce moment, j'ai bien su que j'étais dans la salle et j'ai commencé à distinguer les personnes qui se trouvaient autour de moi.

Cependant, j'étais étourdi, ma langue était paralysée, je ne pouvais pas trouver les mots propres à mes idées. Je reconnaissais les personnes, mais lentement. Puis j'ai eu des crises de larmes, très longues; quand on me parlait, je pleurais.

Pendant toute la journée, j'ai eu des nausées d'éther désagréables, puis, j'ai vomi deux fois: c'étaient des glaires, crachats — mais très peu —. L'articulation des mots est devenue plus facile dans la soirée, mais les nausées d'éther ont persisté jusqu'au lendemain. J'avais très bien repris connaissance, car j'ai pu raconter dans l'après-midi mes sensations à une personne qui était près de moi.

La nuit qui a suivi a été relativement bonne, et, le lendemain, j'étais bien revenu à mon état normal, un peu brisé et courbaturé,

## III.

### IMPRESSIONS PERSONNELLES.

Rédigées et complétées avec l'aide de mon ami le Dr Boudriot.

L'éthérisation se fit dans ma chambre, en présence des Drs Boudriot et Navas ; j'étais couché sur mon lit, et l'éther était versé sur une compresse assez lentement.

8 *h.* 6 *du matin.* — Au bout de 1 minute, fourmillement aux extrémités, sensation de légèreté dans tous les membres, que j'agitai en tous sens mais sans exagération et sans me déplacer. J'éprouvais une sensation de bien-être, mais l'odeur désagréable pour moi des vapeurs d'éther m'incommodait. Bientôt un bourdonnement régulier s'empara de mes oreilles; il me sembla entendre passer l'express de 5 heures, que j'ai l'habitude de prendre pour aller chez moi; cette sensation auditive fut très vive et devint très pénible.

*8 h. 15.* — Je me mis à parler de moi, cherchant à analyser ma personne intellectuelle et morale. Je vantai la puissance de mes facultés d'imagination, et regrettai de ne pas avoir aussi développées mes facultés de coordination (volonté, attention). Je me pris même à déplorer que mon imagination soit si vive et manque de contre-poids. Ma volubilité était extrême; l'analyse que j'essayai de moi, m'amena à des considérations métaphysiques un peu vagues; je me croyais capable de résoudre les plus hautes questions.

Sensation de duvet de coton sur tous mes membres; éructation attendue et laissant une impression de soulagement.

J'entendais toujours le roulement de l'express de 5 heures.

*8 h. 20.*— A ce moment, je vis une grande lumière et crus que le feu était à l'école. Je nommai le sergent-concierge et simulai un appel de clairon. Pendant ce temps, je me démenai assez fortement, mais, interrogé, je répondis que je me croyais dans ma chambre avec deux de mes camarades, ce qui était exact. Ma volubilité était alors très grande; je me mis à exposer mes idées particulières sur l'amour. La sensibilité au tact et à la douleur étaient à peu près intactes. A un moment, j'eus une sensation de constriction sur le thorax et *celle, plus curieuse, d'un enlacement du tronc par un serpent*; le point de départ de cette sensation est le port d'un bandage herniaire que j'avais sur moi pendant l'anesthésie; c'est une véritable illusion tactile. J'accusai bientôt un léger mal de tête.

*8 h. 40.*— On avait versé 100 gr. d'éther, on s'arrêta. Les sensations tactiles s'étaient abolies, je ne sentais pas un fort pincement. Léger assoupissement calme, pas de respiration bruyante.

*8 h. 45.*— Je me relevai en sursaut, m'agitai quelques instants, fis quelques réflexions incoordonnées, et crachai; j'accusai une sorte d'engourdissement général accompagné d'un fourmillement vague; je croyais ma sensibilité tactile augmentée en étendue. Retour de la sensation de légèreté du début. Je me livrai à quelques mouvements incoordonnés, incoordination dont j'avais conscience.

Un peu de céphalée et nombreuses éructations sentant l'éther. Ce fut tout.

---

## CHAPITRE II

### Action de l'éther sur les facultés intellectuelles

M. le professeur Lacassagne, dans son mémoire à l'Académie, faisait rentrer les modifications de l'intelligence sous l'anesthésie chloroformique dans les quatre catégories suivantes : 1° *Conservation complète de l'intelligence ;* 2° *Intelligence conservée, puis modifiée ;* 3° *Intelligence pervertie, puis annihilée ;* 4° *Intelligence annihilée d'emblée.*

A part le jeune soldat simulant une maladie pour obtenir sa réforme, et qui, ainsi que le rapporte M. Bouisson, parvint à conserver son rôle de simulation pendant une éthérisation, il n'existe pas, à ma connaissance, des cas de conservation complète de l'intelligence sous anesthésie par l'éther. Les cas d'intelligence annihilée d'emblée sont plus fréquents, mais par la soudaineté même de leur production, ils n'ont pas de valeur psychologique ; je laisserai de côté ces deux catégories de modifications, et pour les deux autres (intelligence conservée, puis modifiée — intelligence pervertie, puis annihilée) je les ferai rentrer dans une seule catégorie, tout ce que j'aurai dit pour la première pouvant parfaitement s'appliquer à la seconde. Je vais donc étudier toutes les modifications de l'intelligence par l'anesthésie éthérée en une seule catégorie, sous la rubrique suivante qui résume ce qui se passe dans la majorité des éthérisations.

## Intelligence exaltée, puis modifiée ou pervertie, puis annihilée

Avant d'entamer cette étude, je crois, au préalable, devoir exposer la façon dont je comprends le jeu normal de la pensée, le mécanisme régulier de l'intelligence

L'organe de la pensée, c'est le cerveau. Celui-ci reçoit, enregistre et synthétise suivant sa conformation physiologique et héréditaire, de façon à constituer la personnalité propre de chaque individu, toutes les vibrations avec lesquelles le monde extérieur vient frapper la surface externe de notre organisme, et tous les ébranlements moléculaires que lui envoie l'activité incessante des organes de la vie végétative. La vie viscérale transmet au cerveau ses actions nerveuses sans repos ni trêve par l'intermédiaire des nerfs du grand sympathique, et va inscrire sa représentation dernière dans les lobes occipitaux, qui, d'après Ferrier, seraient le substratum anatomique de la sensibilité de nos organes internes. Que cette localisation soit exacte ou non, peu importe. Les impressions internes sont reçues dans des régions cérébrales particulières ou dans la substance totale, s'y impriment en sensations, qui sont dans le cerveau la représentation de ces impressions, et constituent là, par leur coordination, la base de notre personnalité, l'*homme intérieur*.

Les vibrations du monde extérieur ébranlent les plaques terminales nerveuses de la peau, se centralisent dans la moëlle, remontent dans le bulbe et l'isthme de l'encéphale ; là viennent s'ajouter à elles les impressions sensorielles des nerfs crâniens, c'est-à-dire les vibrations reçues par les organes particuliers des sens.

L'apport des impressions est au complet et le tout se centralise dans l'encéphale. Les corps striés seraient le centre où s'organisent les mouvements habituels ou automatiques ; la couche optique serait le centre où les impressions sensitives viennent se rassembler pour se réfléchir en mouvements. Je ne parlerai pas des localisations cérébrales, dont quelques-unes sont nettement démontrées ; je résumerai simplement la question en disant que la couche corticale représente toutes les formes de l'activité nerveuse, que cette représentation ne se fait pas directement, qu'il y a enfin des connexions innombrables entre les hémisphères, et qu'en fin de compte la personnalité physique n'est pas un centre total mais « un lacis prodigieusement enchevêtré et inextricable » (Ribot).

Le cerveau n'est pas seulement récepteur et enregistreur, il est aussi incitateur à cause de sa constitution propre, innée ou héréditaire ; il transmet ses incitations par les voies centrifuges de la moelle épinière.

Ceci établi, voyons comment peut s'exercer la pensée. Les *impressions* venues du dehors ou du dedans sont transmises et reçues dans le cerveau, où elles s'organisent en sensations, *la sensation* étant la représentation des impressions. Les empreintes des impressions perçues sont susceptibles d'être emmagasinées et conservées par *la mémoire* : on les apppelle *les idées ;* elles sont à la mémoire ce que la peinture est à la toile. Les idées sont de deux sortes : 1° les *idées images* ; 2° les *idées latentes*.

Les premières supposent la présence de l'objet impressionnant. Les secondes se subdivisent en *idées latentes récentes* et en *idées pures;* les idées latentes récentes sont caractérisées par ce fait que, quand elles reparaissent, il se reproduit des impressions identiques aux impressions originelles dans les extrémités sensitives des nerfs. Les idées pures sont sans contre-coup représentatif sur les filets nerveux sensitifs. Mais toutes ces opérations diverses, toutes ces étapes successives de l'impression extérieure venant se résoudre et se déposer dans la mémoire sous forme d'idée ne sont possibles que grâce à *l'attention*. L'attention est la force culminante, active, vraiment créatrice, qui procède du cerveau, et qui permet aux impressions, aux perceptions, aux sensations d'avoir lieu, et aux idées, fruits des perceptions, de s'enregistrer dans la mémoire et d'y prendre une réalité. L'attention a le don d'ubiquité ; elle est partout, mais peut aussi s'accumuler en un point et se retirer des autres. On peut donc définir la pensée : *la réaction de l'attention sur les matériaux venus du monde extérieur et du monde interne, organique, et gravés dans le champ mémoriel* ou, plus simplement, *la réaction de l'attention sur la mémoire.*

L'attention est ainsi par excellence la condition nécessaire de la pensée.

Cette puissance de l'attention sur le jeu de nos facultés intellectuelles est si énergique qu'elle peut, ainsi que de nombreux observateurs l'ont remarqué, et comme je l'ai aussi constaté sur moi, tenir quelque temps en échec l'étreinte brutale de l'agent anesthésique; tant que l'attention peut veiller, il y a dans l'éthérisation conservation de l'activité consciente du sujet, et, comme celle-ci est exaltée au début, on a tout ce cortège brillant de raisonnements et d'idées, toute cette exubérance intellectuelle, toute cette richesse de conception qui constitue la trame séduisante et enflammée de l'ivresse éthérée ; mais dès que l'action de l'attention est devenue nulle, les inhalations d'éther se poursuivant, l'anarchie est dans le système, toutes nos facultés intellectuelles sont désunies, ataxiques, et l'association des idées, la comparaison, le jugement, ce qu'on peut appeler nos facultés intellectuelles coordinatrices, qui, normalement, sous la poussée de l'attention, vont puiser dans la mémoire le *substratum* de la pensée saine, disparaissent à la suite. La mémoire persiste la dernière. De sorte que ce n'est pas à l'homme ivre qu'il faut comparer l'éthérisé, mais bien à l'homme halluciné; il n'a plus en effet, que des perceptions confuses, incohérentes et sans objet; à mesure que le conflit des organes avec le monde extérieur cesse sous l'influence de l'anesthésique, le moi ne peut plus trouver dans les organes que des perceptions erronées et fantasques. Et ces perceptions erronées et fantasques, ce sont les rêves et les hallucinations de l'éthérisé.

C'est le moment de parler du sommeil éthérique, des rêves, des illusions et des hallucinations qu'il présente, et de le comparer avec un autre sommeil provoqué, le sommeil hypnotique, et avec le sommeil physiologique ; c'est par celui-ci que je commencerai.

L'homme qui va s'endormir éprouve une sensation générale de fatigue, ses muscles s'alourdissent, ont une tendance invincible à se relâcher ; il ne peut soutenir son corps, qui titube, ni sa tête qui vacille, les paupières supérieures tombent les premières, non par une contraction de l'orbiculaire, mais par une véritable parésie du releveur ; si on les soulève avec les doigts, il se produit une diplopie double; les yeux sont divergents. Bientôt on ne peut plus lutter contre le relâchement musculaire; si on s'endort sur une chaise, par exemple, tenant un objet à la main, il vous échappe des doigts et sa chute marque la fin de cette période que Lasègue a appelée *l'appétit du sommeil*, qui, dans certains cas, peut être, ainsi qu'il le dit, boulimique.

Les sens et l'intelligence ont encore toute leur

énergie; on dirait même que l'occlusion des yeux, l'obscurité, le silence les rendent plus aiguisés, plus actifs, d'une sensibilité plus exquise; certain philosophe de l'antiquité s'était crevé les yeux pour mieux descendre en lui-même et pour méditer dans le silence et l'obscurité d'une nuit éternelle.

Peu à peu cependant les sens s'émoussent et disparaissent dans l'ordre suivant : la vue, le goût, l'odorat, le toucher; l'ouïe persiste la dernière : quant aux facultés intellectuelles, elles semblent se concentrer et recevoir une impulsion nouvelle du silence que l'assoupissement des sens fait dans notre cerveau.

Bientôt cependant les facultés intellectuelles se dissocient à leur tour. L'attention, la volonté, le jugement, en un mot nos facultés coordinatrices disparaissent les premières; toute douleur, toute crainte, tout ennui s'envolent; on assiste béat au jeu de l'intelligence qui, sur le point de s'éteindre, jette un dernier et vif éclat. Les facultés coordinatrices disparues, les facultés imaginatives (imagination, mémoire) restent maîtresse du champ cérébral et la « folle du logis » entre en danse : c'est *l'état hpynagogique* de MM. Moreau et Maury. Les centres sensoriels s'ébranlent, les souvenirs les plus disparates apparaissent; c'est un véritable feu d'artifice, une éclosion soudaine d'idées et d'images fugaces; il se produit des rêves, des hallucinations. Puis cette explosion désordonnée diminue d'intensité; les facultés imaginatives s'en vont; le sommeil est complet.

Au réveil, la conscience s'éveille la première, d'abord confuse, puis nette, quelquefois lucide d'emblée ; on sent qu'on existe, mais on ne pense pas ; survient alors un état comparable à l'état hypnagogique avec retour de quelques représentations objectives, de quelques idées vagues et fugaces ; De vieux souvenirs reparaissent ; enfin la mémoire présente rentre brusquement en scène ; les derniers voiles du sommeil tombent ; le jugement, l'attention, la volonté sont revenus : on ne dort plus ; les sens ont aussi reparu dans l'ordre inverse de leur disparition. Si le réveil, après le retour de la conscience et des facultés imaginatives, est suspendu un moment, il y aura, quelques instants durant, un véritable délire sensoriel et psychique, dont le moi sera témoin et conservera au réveil un souvenir plus ou moins net. Ceci m'amène à parler du rêve en général et des hallucinations. On a défini le rêve : la pensée de l'homme endormi, c'est-à-dire la pensée d'un cerveau privé de ses facultés coordinatrices (attention, volonté) et pouvant broder avec le seul concours de ses facultés imaginatives (imagination, mémoire), tout un thème riche et varié. Ceci fait parfaitement comprendre pourquoi dans le sommeil le rêve n'apparaît que dans la phase hypnagogique du sommeil commençant ou du sommeil décroissant. A ce moment, en effet, l'intelligence livrée au seul jeu de ces facultés imaginatives, non encore endormies, se retrace les objets qui l'ont occupée la veille ou qui la préoccupent vivement ; elle continue à reproduire des images ou des impressions ; elle entretient, prolonge ou renouvelle la sensation ou l'idée ; l'imagination jouit d'une activité prodigieuse ; l'esprit recueilli, replié sur lui-même, scrute les faits avec une rare précision. Tout le monde a été étonné de la fidélité de sa mémoire, de son imagination, de la puissance de son raisonnement pendant le sommeil. Condillac a ainsi mûri les questions les plus ardues de sa métaphysique ; Voltaire composa des parties d'ouvrages remarquables, etc., etc. Le rêve, ce monologue intime d'un solitaire avec lui-même, peut naître sous l'influence de sensations périphériques, il est *extra-crânien*, ou de sensations centrales, internes, il est *encéphalique* Les rêves extra-crâniens se produisent avant l'état hypnagogique, quand tous les sens ne sont pas encore endormis ; les rêves encéphaliques se produiront seulement dans l'état hypnagogique pur.

Envisageons maintenant l'hallucination. L'hallucination, selon la définition d'Esquirol, est l'état d'un homme qui a la conviction intime d'une sensation actuellement perçue, alors qu'aucun objet extérieur propre à exciter cette sensation n'est à portée des sens. Il faut différencier l'hallucination de l'illusion ; « l'illusion est à l'hallucination ce que la médisance est à la calomnie ; l'une s'appuie sur la réalité, mais elle la brode ; l'autre invente de toutes pièces, elle ne dit pas un mot de vrai » (Lasègue).

Les hallucinations frappent tous les organes des sens isolément, deux par deux, ou simultanément ; l'ouïe, la vue, le goût, l'odorat, le toucher, la sensibilité générale, le sens génital peuvent produire des hallucinations. Quelle est leur pathogénie ?

Diverses théories ont été proposées. Je ne parlerai que pour mémoire de la *théorie théologique* qui voit dans l'hallucination une intervention divine ou satanique ; de la *théorie psychique*, qui comprend l'hallucination comme un produit de l'imagination et de la mémoire auquel l'habitude d'associer la sensation à l'objet extérieur fait prêter de la réalité ; de la *théorie sensorielle*, qui localise le phénomène soit dans l'organe sensoriel externe, soit entre l'organe de réception sensitif et le foyer de perception dans la couche optique par exemple (Luys). La théorie la plus généralement admise est la *théorie psycho-sensorielle.* (Tamburini).

L'hallucination peut être considérée comme une convulsion de la sensibilité, comme une excitation des centres corticaux assez intense pour que l'image surgisse de la même façon que si elle était suscitée par une impression périphérique. Ainsi comprise, l'hallucination n'est qu'un cas particulier de la loi de l'*excentricité des sensations*, d'après laquelle une excitation d'un nerf en un point quelconque de son trajet est reportée par le moi à son extrémité ; c'est de la sorte que s'expliquent aisément les hallucinations des amputés, qui souffrent dans leur jambe fantôme. La participation de l'intelligence au phénomène hallucinatoire s'explique par les relations anatomiques nombreuses qui existent entre les centres de perception et les centres supérieurs ou intellectuels de la région frontale. Je crois qu'il faut admettre, avec Baillarger, à côté de ces hallucinations psycho-sensorielles, qui sont la règle, des hallucinations purement psychiques, ce sont les hallucinations verbales psycho-motrices. La faculté du langage se réduit à quatre éléments : une image visuelle, une image auditive, une image motrice d'articulation, une image motrice d'écriture, auxquelles correspondent quatre centres distincts. Que par exemple le centre moteur d'articulation vienne à être le siège d'une excitation spéciale, d'un éréthisme quelconque, une image motrice d'articulation se manifeste aussitôt, s'extériorise, et le malade éprouve la même sensation que s'il parlait ; c'est le langage intérieur, le langage de la pensée.

Reprenons maintenant les phènomènes décrits pour le sommeil ordinaire, synthétisons-les et groupons-les ; on peut ainsi arriver à reconnaître, à isoler six périodes distinctes que j'appellerai successivement :

1° Période d'appétit de sommeil ;
2° Premier sommeil léger ;
3° Etat hypnagogique primordial ;
4° Sommeil dans son plein ;
5° Etat hypnagogique final ;
6° Appétit de réveil et réveil.

Le sommeil n'est pas une fonction ; c'est plutôt une pause dans l'activité des organes, un moyen de réparation. Plusieurs théories ont été invoquées pour en expliquer la cause. Pous les uns c'est la congestion cérébrale, qu'il faut invoquer, pour d'autres c'est l'anémie ; pour quelques-uns (Bouchard) c'est une auto-intoxication ; pour certains, enfin, c'est une cause absolument mécanique : changement de volume de la cellule nerveuse (Mathias Duval) —

diminution du contact des cellules (Lépine). De toutes ces explications qui ne sont que des hypothèses, plus ou moins satisfaisantes, il n'y a, je crois, à retenir que celle de l'auto-intoxication, qui repose sur des faits constatés ; les urines de la veille, en effet, contiennent, comme on l'a trouvé, des substances narcotiques ; celles du sommeil, qui sont plus toxiques, contiennent des substances convulsivantes ; le sommeil ne serait alors qu'un amoindrissement fonctionnel des organes, amoindrissement provoqué par l'accumulation, pendant la veille, de substances narcotiques qui s'élimineraient pendant ce repos. Nous fabriquons des toxines, le fait est incontestable ; leur quantité présente une zone maniable ; le minimum de cette dernière correspondrait à l'état de veille parfait ; le maximum serait le moment précis où le besoin de sommeil se fait sentir. Quant aux théories basées sur l'état de la circulation cérébrale, il n'en faut pas tenir compte ; les sujets aux congestions cérébrales, en effet, s'endorment ; la saignée les réveille. Les anémiques ont, de leur côté, des tendances irrésistibles au sommeil ; les applications froides sur la tête excitent au sommeil. Enfin, dans le sommeil chloroformique, la circulation cérébrale est diminuée ; dans le sommeil éthéré elle est augmentée ; cette constatation seule a son éloquence.

Le sommeil est donc une auto-intoxication et, bien qu'il ait un caractère apparent de généralisation et de diffusion, certains auteurs, Mauthner de Vienne en particulier, ont émis récemment l'hypothèse d'un centre possible du sommei e basant sur une série d'observations publiées par Gayet (1875), Wernicke (1882), Thomsen (1887), Kojewnikoff (1887), observations de sommeil pathologique, desquelles il ressort qu'il existe une région encéphalique, substance grise du troisième ventricule, de l'acqueduc de Sylvius et de la partie antérieure du quatrième ventricule, dont la lésion, vérifiée à l'autopsie, détermine la production d'un syndrôme constant : paralysies nucléaires, faiblesse générale croissante, marche titubante, somnolence progressive, sans paralysie vraie de la motilité et de la sensibilité, sans ataxie, avec conservation de l'intelligence, phénomènes en tout semblables à ceux du sommeil normal ; se basant, d'autre part, sur certaines maladies particulières du sommeil : *le sommeil des nègres*, ou *nélavan*, probablement dû à une intoxication alcoolique par le vin de palmier, ou à un empoisonnement végétal ; la *maladie de Gerlier* ou vertige paralysant ; *la nona*, maladie mystérieuse caractérisée par une somnolence rapidement mortelle ; le *sommeil hystérique* ; et certaines formes de *somnolence ébrieuse*, Mauthner admet l'existence d'un centre du sommeil, qui serait *la région péricavitaire de l'isthme de l'encéphale.*

Il y aurait donc, dans le sommeil normal ; une action des substances toxiques sur ce centre, qui serait paralysé ; de la sorte il y aurait arrêt de la conduction des excitations sensitives et sensorielles à la substance corticale et de la transmission des excitations volontaires corticales aux muscles ; ainsi s'expliqueraient parfaitement la persistance de l'activité corticale dans le sommeil, le fonctionnement possible des organes des sens et des muscles et, néanmoins, absence de perception sensitive et de mouvement volontaire.

Cette notion d'un centre possible du sommeil, pour si séduisante qu'elle soit, ne peut nous être d'aucune utilité pour l'explication du sommeil par l'éther ; je la signale simplement à titre curieux.

Le sommeil normal pourrait être assimilé complètement au sommeil anesthésique ; ce serait, comme lui, une intoxication, mais une intoxication s'en tenant à l'étape cérébrale et n'arrivant jamais à toucher la sensibilité et la motilité. Le sommeil normal serait ainsi le premier degré du sommeil anesthésique.

Et, de fait, la psychologie de l'étape cérébrale du sommeil par l'éther est la même que celle du sommeil normal. Même progression de l'envahissement nerveux dans les deux cas, les facultés les plus hautes (volonté, attention) étant frappées les premières, les facultés imaginatives (imagination mémoire) disparaissant les dernières.

L'éther dilatant le réseau vasculaire cérébral, la circulation étant, par conséquent, plus active, l'apport fonctionnel plus riche, lorsque, les facultés coordinatrice disparues, les facultés imaginatives occuperont seules la scène, la folle du logis aura une activité plus intense, plus fantaisiste que dans le sommeil ordinaire.

Nous aurons alors cette surexcitation de la mémoire et des souvenirs, ce délire des conceptions intellectuelles (le jugement, la réflexion, la coordination des idées étant nulles), ces idées plus ou moins brillantes, plus ou moins ingénieuses, cette jouissance délicieuse de l'esprit, cette exubérance riche que les auteurs dont je rapporte les observations ont notés, et qui concordent en tout point avec ce qui se passe dans l'état hypnagogique primordial du sommeil normal. De même au réveil, dans une phase qui correspond à l'état hypnagogique final, on retrouve ce même délire intellectuel, généralement gai et bavard.

Le Dr Fontan a signalé certaines particularités intéressantes de l'état hypnagogique éthérique.

« 1° Dans le sommeil éthéré l'entendement s'occupe de ses objets de prédilection ou de préoccupation, et est capable d'une suite de raisonnements parfaitement logiques et lucides, aboutissant parfois a des solutions jusque là inespérées.

« 2° Ce travail intellectuel s'opère soit secrètement sous forme de monologue, soit ouvertement par l'émission spontanée de mots ou de phrases révélateurs.

« 3° Il est possible, jusqu'à un certain point, de diriger la conversation et les réponses du sujet, pourvu toutefois que vous ne sortiez pas de l'objet de sa méditation.

Voici des observations probantes :

## OBSERVATION I

M. X..., sous-préfet de G..., homme érudit, s'occupant beaucoup d'économie sociale, subit une éthérisation. A son réveil il s'écrie, enthousiasmé : « Quel dommage que je n'aie plus qu'un vague souvenir de ce que j'ai entrevu, élucidé et résolu pendant mon sommeil. Figurez-vous que les plus graves problèmes d'économie politique et sociale se sont déroulés dans mon esprit avec une netteté parfaite, des solutions logiques et qui me paraissaient surtout pratiques ».

## OBERVATION II

M. Z..., pendant une éthérisation se tient à mi-voix l'aparté suivant : « Un simple soupçon et je suis perdu ; heureusement que personne ne se doute de l'état de mes affaires ; je suis en déficit de 80.000 fr. ; un soupçon et je suis perdu ; au lieu que si rien ne transpire, dans 4 ans je suis relevé. »

## OBSERVATION III

Mlle Y... est éthérisée pour ablation d'un lipome à la région de l'épaule. Avant l'application du bonnet bleu de ciel aussi bavard que les roseaux de la fable du roi Midas, elle prévient charitablement que c'est peine perdue de vouloir l'endormir, et qu'elle est réfractaire à l'éther. « Si la douleur est trop vive, vous me donnerez, dit-elle, un mouchoir que je mordrai. L'éther est donné et notre réfractaire s'endort à merveille. Pendant l'opération la jeune fille tient avec son éthérisateur la conversation suivante : « Je vous le disais bien, je ne dors pas, je suis fâchée de vous faire perdre ainsi votre temps. Où sont les médecins ? » — Ils sont dans la chambre à côté ; ils consolent vos parents ». — « C'est égal je suis résolue à me faire opérer ; dites-leur que je dors et je vais mordre mon mouchoir ». Elle conversait encore et répondait intelligemment aux questions qu'on lui adressait sur ce thême, que l'opération était finie.

J'expliquerai ces faits du Dr Fontan par la persistance, sous la poussée d'une attention énergique et obstinée, d'un peu d'activité cérébrale, respectée par l'éther, respect dû probablement à la façon dont l'éthérisation avait été faite.

Notons, en passant, l'aphasie de début du Dr Schoemaker et les aphasies du réveil, qui sont presque la règle.

Les rêves du sommeil éthérique se rapportent, le plus souvent, aux inquiétudes du moment, à l'opération qu'on pratique ; ils sont en rapport avec l'âge, les goûts, les habitudes de l'anesthésié ; les alcooliques chantent des chansons à boire, les femmes livrent quelquefois le secret de leurs dispositions érotiques, les enfants celui d'habitudes d'intimité et d'auto-fréquentations sexuelles, les pervertis celui de leur perversion.

Il y a des illusions et des hallucinations : telles sont les illusions de la vue de Sauzet qui vit des rayons lumineux convergeant vers un centre doré à l'endroit où on venait de le piquer, et qui prit pour un homme noir grimaçant les carreaux noirs du tapis ; les fantômes lumineux du Dr Chambard. Ce sont également les hallucinations de la vue, qui sont les plus fréquentes : la danseuse de Sauvet, les deux lignes lumineuses et parallèles du Dr Schoemaker, ma vision d'incendie. Mais il y a d'autres hallucinations : hallucinations de l'ouïe, du goût, du toucher, de l'odorat, de la sensibilité générale. L'hallucination de mon camarade le Dr Thouzellier (sensation d'un coup de bistouri qui ne fut pas donné) est une hallucination de la sensibilité générale. J'ai vu des femmes accuser, sous l'éther, des impressions sexuelles très nettes et se plaindre au réveil d'attentats sur leur personne.

Au réveil ce sont les facultés coordinatrices qui reparaissent les dernières, comme dans le sommeil ordinaire, il y a une phase hypnagogique avec conceptions brillantes et désordonnées. Nous avons vu que, dans la phase hypnagogique primordiale du sommeil éthéré, la mémoire persiste la dernière ; la raison de ce fait est que la mémoire, fonction générale du système nerveux, ayant pour base la propriété de la cellule nerveuse de conserver les modifications reçues et de les associer, suppose, pour s'exercer dans toute sa plénitude, une circulation active et un sang riche en matériaux; l'éther exagérant la circulation cérébrale, les conditions pour que la mémoire soit surexcitée et persiste longtemps sont réalisées. Ceci m'amène à parler d'une perversion de la mémoire qui fut observée pendant une éthérisation par Sabarth : un vieux forestier, polonais de naissance, mais ayant quitté de bonne heure son pays pour aller en Allemagne, parla polonais, pendant l'anesthésie, c'est-à-dire une langue qu'il ne parlait plus depuis 40 ans. Ce phénomène n'est qu'un cas particulier de la loi de régression de la mémoire de M. Ribot, d'après laquelle les *acquisitions se perdent dans l'ordre inverse où elles ont été faites*; l'éther dissociant la mémoire, frappe d'abord les souvenirs de fraîche date et conserve pour la fin les souvenirs des premières années.

Il me reste à m'expliquer sur un fait fréquent dans l'anesthésie par l'éther : la *demi-éthérisation* de

Bouisson, *l'ivresse insensible* de Rigault, *l'intelligence de retour* de M. Lacassagne, c'est-à-dire cet état dans lequel le sujet, conscient de lui-même, sent

Sur ses os grincer l'expérience,

comme le dit le poète Barthélemy ; ce phénomène paraît infirmer ce que j'ai annoncé sur l'action progressive de l'éther frappant d'abord les hémisphères cérébraux, puis la moelle ; nullement : l'atteinte en premier lieu de l'écorce cérébrale, sphère d'idéation, est la règle, mais il y a des exceptions, ces exceptions seront le cas d'intelligence de retour, qui se produiront lorsque l'atteinte de la moelle sera antérieure à celle de l'écorce cérébrale, soit par une exagération artificielle de l'excitabilité médullaire normale, soit par une diminution de l'excitabilité cérébrale, soit par les deux processus à la fois. Aussi ai-je observé les phénomènes d'intelligence de retour chez les jeunes enfants ; l'enfant est encore presque un être spinal à activité cérébrale paresseuse. Il y a toutefois de l'intelligence de retour au moment du demi-réveil, quand le cerveau s'est *éxonéré avant la moelle*, ce qui est la règle. Nous savons maintenant ce qu'est le sommeil normal par rapport au sommeil anesthésique ; le sommeil normal est un sommeil anesthésique en miniature, le sommeil de l'étape cérébrale de l'éthérisation. Comme le sommeil anesthésique, il paraît avoir pour cause une intoxication et, dans les deux, l'intoxication suit une marche régulière, progressive, allant du complexe au simple, de l'intellectuel au réflexe et suivant, au réveil, un ordre inverse.

Le sommeil hypnotique, qui est un sommeil provoqué, présente, comme le sommeil éthéré, une étape médullaire et une étape cérébrale, avec phénomènes analogues, l'ordre est seulement irrégulier. Le sommeil hypnotique, en effet, attaque d'abord soit la motilité, soit la sensibilité, soit les facultés intellectuelles. On observe, à ce point de vue, les plus grandes variétés.

L'action sur les facultés intellectuelles est identique à celle de l'éther ; il y a un état hypnagogique du début dans lequel les facultés mentales veillent encore, mais n'ont plus d'autre source de leur activité que les impressions du souvenir ou les fantaisies de l'imagination ; si l'état hypnagogique n'est pas pur, s'il y a des hyperesthésies de l'ouïe, par exemple, et des autres sens, toute impression sensorielle s'emparera de l'intelligence et dirigera la pensée dans le sens indiqué par cette impression ; de même, dans l'éthérisation, un mot, une phrase, prononcés devant l'éthérisé, suffisent pour que celui-ci brode aussitôt tout autour quelque histoire fantasque et incohérente. L'hyperesthésie musculaire dirige dans l'hypnotisme le rêve dans un sens donné ; le bras du cataleptique étant placé dans une position ayant une signification, l'idée de l'action correspondante vient avec force ; j'ai essayé du procédé dans l'anesthésie ; une seule fois, j'ai eu un résultat positif ; c'était une jeune femme qu'on opérait d'un ongle incarné ; je mis les bras et les mains dans la position de la prière et la malade rêva d'une cérémonie religieuse. On observe dans le sommeil hypnotique des cas analogues à celui du vieux forestier polonais.

Le sommeil hypnotique présente donc des manifestations intellectuelles en tout comparables à celles produites par le sommeil éthéré.

---

## CHAPITRE III

### Action de l'Éther sur la volonté et les mouvements

Le principe fondamental de la volonté est tout entier contenu dans cette propriété de la cellule : l'irritabilité, qui n'est que la réaction protoplasmique contre les impressions extérieures. La volonté est le dernier terme, l'apogée, l'épanouissement, dans notre intelligence, d'une évolution progressive à l'origine de laquelle on trouve le réflexe simple. Tout état de conscience a toujours une tendance à se traduire par un mouvement, par un acte. Le nouveau-né, être simplement spinal, n'a que de l'activité réflexe ; toutes les excitations qu'il reçoit se transforment en mouvements. A cette activité réflexe s'ajoutent bientôt les désirs de la vie affective, qui tendent à se satisfaire immédiatement, et qui ne sont que des réflexes d'ordre complexe, accompagnés de conscience. Enfin l'activité idéo-motrice, qui suppose un substratum anatomique dans lequel les mouvements sont représentés en une mesure quelconque, vient s'ajouter aux désirs. Partant de cette conception de la volonté, « le « *Je veux* » comme le dit M. Ribot, constate une situation, mais ne la constitue pas ». La volition est un simple état de conscience n'ayant par lui-même aucune efficacité et résulte de l'agencement d'un groupe d'états, conscients ou non, qui se synthétisent extérieurement par une action ou par arrêt.

La disparition de la volonté est soumise à la loi suivante de M. Ribot : *La dissolution suit une marche régressive du plus volontaire et du plus complexe au moins volontaire et au plus simple, c'est-à-dire à l'automatisme.*

C'est en suivant cette loi que l'éther frappe la volonté ; c'est d'abord l'activité idéo-motrice, c'est-à-dire la forme la plus parfaite, qui est atteinte la première et presque d'emblée; dès ce moment la volonté n'existe plus, elle est aboulique, c'est-à-dire qu'il y a encore une coordination suffisante, mais l'impulsion ne l'est pas. Après l'activité idéo-motrice, les désirs s'égrennent, et il ne reste plus à l'homme anesthésié que l'être spinal. Ceci m'amène à examiner les modifications de la motilité sous l'agent anesthésique. Ces modifications sont : la *catalepsie*, les *contractions tétaniques*, les *contractions cloniques*, les *mouvements coordonnés incoercibles*, la *résolution musculaire.*

On observe dans les éthérisations de véritables catalepsies partielles portant surtout sur les membres supérieurs; ces catalepsies s'observent dans l'étape médullaire et sont en tout point semblables à celles qu'on observe dans le sommeil hypnotique; ici elles sont toutefois plus intenses, peuvent se généraliser à tous les muscles et sont le premier phénomène produit; quelquefois il y a en même temps hyperesthésie et comme l'influence de la volonté sur les mouvements est abolie, le sujet fait d'impuissants efforts pour mettre son bras pétrifié à l'abri du plus léger contact. Il semble que la faculté seule de transmettre aux nerfs moteurs l'état d'excitation des nerfs sensitifs est supprimée, la transmission sensitive, la perception et l'élaboration intellectuelle persistant.

Lorsque la sensibilité a disparu, la motilité est frappée par l'agent anesthésique d'une excitation préparalytique, qui se traduit par des convulsions, des contractions cloniques et tétaniques, des trépidations, du nystagmus, des mouvements dissociés des globes de l'œil. Cette exagération du pouvoir automoteur et excito-réflexe de la moelle, qui n'est que la réalisation d'une loi physiologique des paralysies, et qui se produit au moment où la sensibilité consciente a disparu, montre surabondamment que le sujet peut se débattre, sans en avoir conscience; j'examinerai au chapitre suivant s'il ne souffre pas.

Lorsque le calme s'est rétabli dans le corps, arrive la résolution musculaire absolue; les membres soulevés retombent comme un paquet de linge ou de coton. On observe un phénomène analogue dans le sommeil hypnotique.

# CHAPITRE IV

## Action de l'éther sur la sensibilité.

On a vu, par la façon dont j'ai exposé le mécanisme de la pensée, l'importance considérable, absolue presque, de l'apport sensoriel des impressions extérieures. Les impressions extérieures ou internes sont transmises au cerveau par voie centripète ; là elles sont perçues et, par un jeu que nous ne connaissons pas, la cellule nerveuse qui perçoit l'impression s'en imprègne, et cette empreinte, qui n'est qu'une façon de réagir de l'élément nerveux contre l'impression perçue, constitue la sensation. La sensibilité est donc par excellence la faculté d'enregistrement par les hémisphères cérébraux d'une impression transmise et reçue. Et cette faculté est consciente. Mais si l'on enlève le cerveau à un lapin (Longuet) et si on le pique dans une partie sensible, on provoquera des cris et de l'agitation. Ceci prouve qu'il y a une sensibilité élémentaire, inconsciente, qui est simplement une réaction motrice à un ébranlement extérieur. M. Vulpian appelle cette sensibilité, la *sensitivité.* Il y a d'ailleurs une relation étroite entre l'épiderme avec ses sens spéciaux et les centres céphalo-rachidiens. Embryogéniquement le cerveau, la moelle et la peau, avec ses organes des sens particuliers, dérivent de l'ectoderme. La peau et les organes sensoriels reçoivent le premier choc des vibrations extérieures; ils réagissent par des mouvements qui se transmettent au cerveau ; celui-ci réagit par un mouvement particulier qui s'imprime, qui est, en un mot, senti; les sensations apparaissent ainsi comme des mouvements du cerveau, la sensation étant le fait vu du dedans, le mouvement le fait vu du dehors. La réaction motrice du cerveau constitue la *sensibilité*; la réaction motrice de la moelle, organe d'union des hémisphères cérébraux avec la peau, ce cerveau périphérique, qui ouvre sur le monde ses organes spéciaux, constitue la *sensitivité.* Si l'impression extérieure est trop intense, il se produira un agacement correspondant de la sensibilité; nous aurons de la douleur consciente; mais, si le cerveau supprimé, l'ébranlement sensoriel reste intense, il y aura également douleur, mais douleur inconsciente, dont le moi n'est pas informé ; et c'est à présent le moment de résoudre le problème médico-psychologique dont j'ai déjà parlé : les sujets éthérisés, qui paraissent souffrir pendant l'anesthésie et qui déclarent au réveil n'avoir rien senti, ont-ils souffert réellement? Oui. L'éther ne supprime pas les souffrances, mais il les oblige à rester purement élémentaires, moléculaires, cellulaires, les sensations ne peuvent pas se confondre en un état général coordoné, en une synthèse perçue : on souffre, au sens réel du mot, mais on ne le sent pas; le tissu que dilacère le bistouri souffre dans sa vitalité, mais la transmission de sa souffrance vient expirer sur l'écorce insensible qui sépare les centres nerveux de la surface du corps.

Fidèle à son action qui va du plus élevé en dignité fonctionnelle au moins complexe, l'éther va agir d'abord sur la sensibilité ; il agira ensuite sur la sensitivité. La sensibilité est d'abord excitée, puis elle s'émousse ou se pervertit, finalement elle disparaît. La sensitivité elle aussi, est excitée, puis émoussée; quand la sensitivité commence à s'engourdir la sensibilité est presque annihilée ; toute douleur a disparu ; on sent vaguement encore les doigts qui pincent. A la période de trouble et d'excitation, on a ces sensations subjectives de fourmillements, douce chaleur, prurit, sensations irritantes, désagréables, angoisse de l'inconnu. Dans la période de diminution, la sensibilité à la douleur disparait la première ; le patient sent confusément l'incision mais n'en souffre pas. Puis la sensibilité tactile s'éteint à son tour ; d'abord la peau des membres et du tronc, puis celle du visage, en dernier lieu les téguments de l'œil. Les autres sens, vue, ouïe, goût, odorat, présentent avant de s'endormir, des hyperesthésies plus ou moins intenses. L'hyperesthésie de l'ouïe, qui est l'ultimum moriens des organes des sens, est constante. Il y a une véritable paracousie ; c'est ce que le docteur Fontan a appelé le *bruit de chemin de fer*. Le sommeil hypnotique et le sommeil normal présentent de ces hyperesthésies sensorielles ; on sait quelle acuité acquiert chez l'hypnotisé l'ouïe ; comme le dit Descartes, d'autre part, une piqûre de puce fait rêver à l'homme endormi, qu'il est percé d'un coup d'épée.

On observe aussi dans le sommeil éthéré de l'analgésie, c'est-à-dire suppression exclusive de la sensibilité à la douleur, avec conservation de l'activité intellectuelle et de l'activité sensorielle. J'ai parlé assez longuement de ce phénomène à propos de l'intelligence de retour.

Au réveil, c'est la sensitivité qui revient la première, quelquefois la sensibilité l'accompagne et si quelques points de suture sont encore à faire, le malade souffre énormément.

---

# TROISIÈME PARTIE

## CHAPITRE PREMIER

### Éthéromanie.

ETIOLOGIE. — TECHNIQUE. — SYMPTOMATOLOGIE
TRAITEMENT.

### *A. — Etiologie.*

Ah ! que la vie est belle
Quand un rêve divin fait sur sa nudité
Pleuvoir les rayons d'or de son prisme enchanté
Frais comme la rosée, et fils du ciel comme elle.

A. MUSSET.

De tout temps, en effet, l'homme a aimé rêver. Rêver, c'est-à-dire s'extérioriser par les illusions de son esprit du matérialisme brutal qui l'étreint dans la vie, se créer un monde chimérique où, selon les moments il va chanter et gémir, vivre un instant son idéal ; et cette nécessité d'échapper au monde réel se traduit par bien des habitudes. Le théâtre, par exemple, pour parler d'une habitude invétérée dans les collectivités, n'est que l'expression de ce besoin de rêve, qui hante la bête humaine. Parce que l'existence ordinaire, avec son cortège de peines et de souffrances, ne nous suffit pas, nous voulons pleurer sur des douleurs imaginaires et nous apitoyer sur des catastrophes inventées ; nous voulons échapper aux visions monotones qui obsèdent nos regards, et nous prenons plaisir à voir défiler sur la scène des rois splendides aux costumes pompeux, des héros étranges, des personnages extraordinaires, qui viennent représenter à nos yeux la vie humaine condensée, heurtée, réduite en crise ; nous allons ainsi rire ou pleurer, parodier ou idéaliser notre propre existence, la rejeter par le rêve du spectacle et de la fiction.

A côté de cette habitude populaire et générale, qui découle directement de notre appétit de rêve, il est d'autres habitudes qui reconnaissent la même cause, habitudes individuelles aussi vieilles que le monde, mais qui prennent un développement effrayant, à mesure que les conditions sociales de la vie deviennent plus dures et que la lutte est plus âpre, plus ardue : je veux parler des manies toxiques. Quelle armée nombreuse de toxicomanes, alcooliques, morphinomanes, cocaïnomanes, hachichins, théiques, éthéromanes, que sais-je encore ? Le docteur Chambard l'a d'ailleurs dit d'excellente façon : « L'esclave moderne qui oublie sa misère en roulant sous la table d'une taverne ; le condamné, qui fume avec rage en attendant l'heure ; le viveur, qui contemple le monde à travers le prisme doré d'une coupe de champagne ; le Chinois lettré, dont la pensée flotte sur le nuage bleu de la fumée d'opium ; le Turc sensuel, dont une cuillerée de madjoum peuple les rêves de blanches houris ; la petite maîtresse à qui la seringue de Pravaz fait oublier l'infidèle, poursuivent, par des voies différentes, le même but : la substitution du sommeil ou des rêves aux tristes et plates réalités de la vie. »

Le besoin de rêver, voilà donc la grande cause psychique de toutes les manies toxiques et, plus particulièrement, de l'éthéromanie. L'esprit est avachi, on se sent vide et sans ressort, ou bien un grand chagrin, une émotion intense ont mis l'anarchie dans vôtre système nerveux : vite un peu d'éther et la pensée obscurcie retrouve son élan, sa vigueur, sa personnalité, et l'âme endolorie se calme, s'apaise, est étrangement soulagée.

A côté de cette cause psychique à laquelle j'ai donné la place la plus importante dans l'étiologie de l'éthéromanie, il y en a une seconde : la douleur physique. Que de névralgiques, de personnes « aux nerfs agacés », de migraineux sont des candidats à l'éthéromanie ! On prend d'abord l'éther comme remède; on le prend ensuite *parce qu'il s'impose impérieusement*. Mais le besoin d'excitation ou de sédation morales (cause psychique), la douleur (cause physique) ne sont que des causes prédisposantes ; les causes occasionnelles seront, pour les éthéromanies de cause psychique, la suggestion : pour les éthéromanies de cause physique, l'emploi thérapeutique de l'éther. Il est d'ailleurs, bien entendu que le terrain héréditaire et névropathique entre dans la classe des causes prédisposantes. J'arrive, en fin de compte, au tableau étiologique suivant :

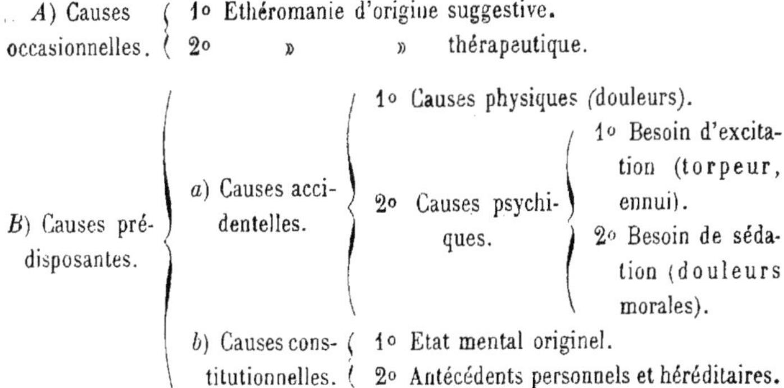

- *A*) Causes occasionnelles.
  - 1° Ethéromanie d'origine suggestive.
  - 2° » » thérapeutique.
- *B*) Causes prédisposantes.
  - *a*) Causes accidentelles.
    - 1° Causes physiques (douleurs).
    - 2° Causes psychiques.
      - 1° Besoin d'excitation (torpeur, ennui).
      - 2° Besoin de sédation (douleurs morales).
  - *b*) Causes constitutionnelles.
    - 1° Etat mental originel.
    - 2° Antécédents personnels et héréditaires.

En réunissant les causes occasionnelles et les causes prédisposantes que j'ai indiquées en une synthèse étiologique plus commode j'ai :

1° Ethéromanie d'ordre psychique par suggestion.

2° Ethéromanie d'ordre physique par usage thérapeutique.

3° Ethéromanie sur fond héréditaire.

C'est surtout parmi les médecins, les pharmaciens, les étudiants, les philosophes, les lettrés que l'éthéromanie sévit ; elle est, chez eux, dans la majorité, des cas, une éthéromanie d'ordre psychique par suggestion. Cette constatation faite, je vais donner des observations se rapportant à chacune des trois catégories que j'ai énumérées plus haut.

### 1° *Ethéromanie d'ordre psychique par suggestion.*

#### OBSERVATION I

Drs Frerichs et Ewald, in These Beluze 1885, Paris.

X..., 32 ans, était étudiant en philosophie, tempérant, mais porté aux spéculations théologico-mystiques. Un jour il lui tomba entre les mains un ouvrage de Dieffenbach, dans lequel étaient décrits les effets enivrants de l'éther et l'excitation qu'il procure à l'esprit; les rêves, trop complaisamment décrits, le tentèrent; il acheta 75 gr. d'éther, en imbiba un mouchoir et l'inhala dans sa chambre. Il s'endormit, eût des rêves mystiques ; « il croyait avoir vécu des éternités, voyagé à travers tous les mondes et, au réveil cependant, il constata qu'il n'avait dormi qu'un quart d'heure. Il prit peu à peu l'habitude des inhalations, toujours dans le seul « but voluptueux de se procurer les rêves qu'il aimait ». L'habitude devint irrésistible, et il fallut augmenter la dose. Alors, « il allait par les rues, un mouchoir imbibé d'éther étendu sur le nez et la bouche; il errait ainsi de pharmacie en pharmacie, achetait sans cesse de nouvelles quantités d'éther... il en usait deux livres (pounds) ou deux livres 1/2 par jour. Bientôt son propriétaire l'expulsa de son logis parce que l'odeur de l'éther incommodait ses locataires ». Il erra alors un peu partout et vint échouer à l'hôpital.

## OBSEVRATION II

(Personnelle.)

Jeanne C..., 22 ans. Un grand père alcoolique ; pas d'autres antécédents héréditaires ou personnels. A 21 ans, à la suite d'une grande déception sentimentale, entend vanter devant elle par une amie les extases de l'ivresse éthérée. Elle essaie du procédé par simple inhalation, elle s'en trouve très bien, fait de la sorte sa cure morale, mais, celle-ci terminée, reste éthéromane ; au bout de six mois elle remplace l'inhalation par l'ingestion : actuellement elle boit 60 gr. d'éther par jour et cela impunément.

## OBSERVATION III

(Dr Pichon.)

Mme B..., 36 ans, instruite, intelligente, mariée à un homme occupant une position libérale élevée; son grand-père et son père étaient alcooliques. Caractère irascible et rebelle. Mariée à 17 ans à un homme qu'elle n'aimait pas, elle tomba dans un noir chagrin et chercha à s'étourdir en courant les bals et les réunions mondaines; elle y retrouva un jeune homme qu'elle avait aimé avant son mariage, mais que sa famille avait repoussé parce qu'il était épileptique. Après avoir songé au suicide, elle recourut à l'éther et, dix mois après, elle en respirait chaque jour. A peine au lit, elle prenait son flacon, en versait 50 à 60 gr. sur une soucoupe qu'elle plaçait sous son menton et se couvrait la tête d'un mouchoir pour ne rien perdre des précieuses vapeurs. Cela dura 9 ans sans que l'absorption de l'anesthésique exerçât la moindre influence fâcheuse sur ses fonctions organiques, ni troublât le moins du monde l'évolution d'une grossesse.

## 2° *Ethéromanie d'ordre physique par usage thérapeutique.*

## OBSERVATION I

(C. Ritti.)

Mme X..., femme du monde, distinguée, excellente musicienne, d'une famille honorable, âgée de 45 ans. Père absinthique, mort à 54 ans. Mère nerveuse, a eu trois attaques d'apoplexie; cinq enfants; parmi ceux-là, un frère de la malade, absinthique. Celle-ci a eu souvent des attaques de nerfs, de l'anémie, de fréquentes douleurs gastriques. Premier accès d'éthéromanie à 22 ans ; deuxième accès à 42 ans. Chaque accès provoqué par le médecin qui prescrit l'éther contre les défaillances et la gastralgie. Symptômes d'ivresse, excitation générale, œil vif et brillant. Entre les accès d'inhalation, elle est déprimée et triste. Pour se procurer de l'éther, elle vend tout ce qu'elle a, emprunte, extorque de l'argent, mendie dans la rue.

## OBSERVATION II

(Voisin, Th. Beluze.)

Mme D..., 30 ans, a eu des convulsions à 2 ans; entre dans le service de M. Voisin, en 1876 ; depuis 6 ans, crise de douleurs cardialgiques, dans lesquelles elle se roulait par terre. L'éther seul la calmait; aussi en employait-elle 250 gr. par jour. Elle aimait mieux le respirer que le boire, mais elle en buvait aussi avec du sucre,

## OBSERVATION III

(Personnelle.)

Louise R..., 20 ans, père morphinomane, pas d'autres antécédents. A 19 ans eût une métro-péritonite, imprudemment traitée par des injections de morphine ; à sa guérison, au bout d'un mois, elle était morphinomane. Sur les conseils du médecin de la famille, la jeune fille, portée de bonne volonté, a substitué l'éther à la morphine ; elle est vite devenue éthéromane, et ne recourt actuellement à la morphine que de loin en loin ; elle respire 40 grammes d'éther par jour, sans inconvénient.

## 3o *Ethéromanie sur fond héréditaire*

### OBSERVATION

(De Legrand du Saulle (Résumé.)

Comte Paul de R..., débile, dégénéré héréditaire, né, en 1850, d'une famille de la haute aristocratie française ; mère douée d'une grande intelligence, « mais très nerveuse » ; il reçut une éducation des plus soignées, dont il ne garda qu'une piété très voyante et un certain talent de chanteur et de musicien. A la guerre franco-allemande, il se fit attacher à une ambulance, où il contracta l'habitude de respirer de l'éther. La guerre terminée, il prit part à la fondation de diverses œuvres de bienfaisance, entra au séminaire, en sortit et commença des études de droit qui ne fûrent, du reste, pas achevées. C'est à l'école de droit, où ses camarades le considéraient comme un original, que de R..., sous l'influence des inhalations d'éther, commença à donner des preuves inquiétantes de dérangement intellectuel : affichant des idées religieuses extrêmes, il acheta un jour pour 30.000 fr. d'objet de piété et son père dut le faire interdire. C'est à ce moment que Legrand du Saulle eut à s'occuper de lui. Il en vint bientôt à maltraiter sa mère et, en octobre 1874, son père le fit interner, pour la première fois, à la maison de santé d'Ivry. M, le Dr Vidal, médecin de St-Louis, fit un certificat concluant à « une monomanie impulsive avec tendance irrésistible à s'enivrer » M. le Dr Luys, de la Salpêtrière, constata qu'il était atteint d'aliénation maniaque. Sorti amélioré au bout de peu de temps, il commit de nouveaux excès, qui le firent enfermer à Suresnes, où on porta sur lui le jugement suivant : « accès de délire avec désordre dans les idées et les actions et impulsions violentes. » Sorti de Suresnes, ses désordres continuant avec une régularité désespérante, sa famille, sur les conseils de Legrand du Saulle, l'embarqua pour le Chili. Il s'échappa à Valparaiso, revint à Paris, fut arrêté en 1876, pour rébellion et blessures à un agent, interné à plusieurs reprises à Charenton, d'où il s'échappait avec une habileté diabolique, voyagea à Londres Bruxelles, Genève, Turin Milan, etc., et, enfin, fût pris, dans cette dernière ville, en 1886, d'attaques épileptiformes, auxquelles il succomba. Son autopsie ne fut pas faite. L'éthéromanie procédait, chez de R... par accès ; c'était un dipsomane de l'éther ; l'accès débutait par un sentiment de malaise avec inappétence, pesanteur à l'épigastre, langue saburrale ; il devenait anxieux, irritable ; il lui fallait de l'éther. S'il avait de l'argent, il hélait un fiacre et, confortablement installé, il humait son flacon d'éther. S'il n'avait pas d'argent, il empruntait aux cochers. Après les inhalations il entrait en fureur, se disputait avec le cocher ou les passants, donnait des coups de canne ; il présentait quelquefois, sous l'influence de l'éther, des signes de perversion sexuelle qui lui avaient valu, parmi les hôtes habituels du Dépôt, un sobriquet caractéristique.

## B. — Technique et mœurs des éthéromanes.

La technique de l'éthéromanie est généralement simple : « Un peu d'éther et une compresse », comme le dit le D^r Fontan. Nous sommes donc loin de la technique élégante et raffinée des morphinomanes qui, dans la classe riche et dans celle des prostituées de haut vol, mettent un soin jaloux et une ingénosité rare à parer l'instrument bien-aimé : seringues d'or et d'argent, variablement ciselées, dans des étuis plus ou moins distingués, véritables bijoux d'abrutissement.

Il y a, à cette différence dans la recherche du manuel opératoire, une raison suffisante : c'est que l'éthéromane n'a encore jamais eu recours à l'injection sous-cutané ; *il respire où il boit*, car si, comme je l'ai dit plus haut, l'éthéromanie est surtout une passion des délicats et des curieux, un vice des chercheurs d'idéal ou d'états d'âme particuliers ; si l'éther, à cause de son odeur pénétrante, qui décèle désobligeamment le toxicomane et lui impose la solitude et le silence du cabinet, est un poison de luxe, il a aussi sa plèbe : ce sont les buveurs irlandais. Ceux-ci sont devenus éthéromanes à la suite de prédications contre l'alcool ; prenant ces enseignements à la lettre, ils ne boivent plus d'alcool, mais ils s'enivrent avec de l'éther.

C'est dans la conférence faite par Ernest Hart, à la Société anglaise pour l'étude et la guérison de l'ivrognerie, et dans les communications de Montalte que j'ai pris, sur les buveurs d'éther, les renseigements qui suivent. En Angleterre ils sont très nombreux ; les dames de la haute société londonienne ne méprisent pas le flacon d'éther ; à la suite des réunions hippiques d'Empson, on trouve, au milieu des bouteilles de champagne et autres grands vins, restées vides sur le gazon des pelouses, beaucoup de fioles d'éther sulfurique. En Irlande, dans le nord surtout, à Draperstown, Maghlera, Tobermore, Cookstown, etc., l'éthéromanie est très répandue.

A Draperstown, l'habitude de boire l'éther date de 1840 et le whisky y est complètement détrôné ; les foires sont le paradis des éthéromanes. L'éther qu'on boit est un mélange commercial dans lequel entrent les éthers méthylique et éthylique, de l'alcool et d'autres composés empyreumatiques. Le litre coûte 3 fr. Quatorze grammes suffisent en général pour griser. Les débutants avalent de l'eau avant et après l'éther, pour diminuer la sensation de brûlure dans l'estomac ; mais les buveurs endurcis négligent cette précaution : chaque fois, on boit de 8 à 15 grammes, et cela se répète plusieurs fois par jour ; on peut arriver ainsi à avaler 96 grammes en 12 heures.

L'ingestion de l'éther n'est pas limitée aux seuls buveurs irlandais, elle peut être provoquée par un usage thérapeutique ; comme nous le raconte Pereira, le chimiste Briquet en usait une pinte par jour, et Rouelle en buvait un litre. On commence par les perles d'éther, on continue par l'éther sur un morceau de sucre, on finit pour boire. Certains font comme l'individu cité par Beluze : ils font un grog en mêlant par tiers de l'éther, de l'alcool et de l'eau, et en y ajoutant du sucre.

## C.— Symptomatologie

L'éthéromane devient, comme le morphinomane, esclave de sa passion ; le poison vous tient et ne vous lâche pas. Pour étudier plus clairement la symptômatologie de l'éthéromanie, je vais distinguer deux périodes principales : 1° une *période d'initiation*, premier degré de l'intoxication, certainement la plus agréable, que j'appellerai encore période d'euphorie;

2° une période d'état ou d'éthéromanie confirmée; la première correspond à l'intoxication aiguë; la seconde, à l'intoxication chronique. Entre les deux je placerai une période d'hésitation ou d'éthérisme intermittent, qui est une période de transition avec tentatives de réaction. J'ai donc :

1° Période d'initiation (phase d'euphorie et d'intoxication aiguë);

2° Période d'hésitation (éthérisme intermittent);

3° Période d'éthéromanie (intoxication chronique).

## 1° Période d'initiation

C'est l'ivresse légère, comme celle dont Sauvet nous a donné la description, avec surexcitation de la mémoire, agitation, besoin de mouvement, hallucinations de la vue et de l'ouïe. D'une manière générale, comme l'ivresse alcoolique, cette ivresse présente trois phases. Voici comment les décrit E. Beluze : 1° Dans la première phase, surexcitation simple se traduisant par une gaieté plus ou moins bruyante. 2° Dans la seconde, la surexcitation s'exagère, c'est le moment des querelles, des coups, des actes dangereux de toute nature, car la puissance musculaire est exagérée, bien que déjà mal coordonnée et dirigée. 3° Dans la troisième, c'est la résolution avec le sommeil, l'homme est ivre-mort.

Le premier symptôme d'excitation est accompagné de salivation profuse et d'éructation.

Pour différencier l'ivresse de l'éther de celle de

l'alcool, je dirai que, dans la première, les accidents sont plus rapides et disparaissent de même plus rapidement que dans la seconde ; que les phases successives y sont plus courtes, de sorte que les actes nuisibles projetés dans la seconde phase n'ont pas le temps d'être exécutés. Cela dépend cependant des individus et du mode d'administration de l'éther. Outre que les dispositions querelleuses des buveurs d'éther peuvent être la source de crimes ou d'accidents, la mort peut aussi terminer la scène. Tel est cet éthéromane trouvé mort dans son lit, le visage couvert de son mouchoir largement imbibé d'éther. Tel est cet autre trouvé mort, le nez dans sa cuvette, pleine d'éther ; et la mort de ce buveur de Drapertown, qui s'enivrait depuis huit jours, sans prendre de nourriture. Quant aux phénomènes subjectifs de l'ivresse éthérée, je me contenterai de citer la conclusion du Dr Beluze : « Il y a des ravissements, des extases spéciales qu'il faudrait décrire pour chaque cas en particulier, *chacun rêvant d'un paradis qui répond à ses désirs personnels*, » conclusion qu'un éthéromane par dilettantisme, qui a bien voulu me donner ses impressions, exprime de la façon suivante : « O éther, si tu ne crées pas, tu transformes, tu élargis les horizons ; tu fais d'une rose une foret de roses, d'une masure un palais, un soleil d'une lanterne. Celui qui t'appartient baise la bouche de Béatrix sur les lèvres d'une fille ; celui qui convoite l'or entend s'écrouler autour de lui des niagaras somptueux de monnaie ; celui qui aspire à la gloire des Dante et des Shakespeare voit se précipiter sur son passage l'enthousiasme éperdu des foules, et pour celui que tente le triomphe des chefs militaires, tu sonnes dans les clairons héroïques, et flottes dans les bannières victorieuses. »

*2° Période de l'éthéromanie confirmée.*

C'est l'intoxication chronique. Au début, il y a accélération de la digestion et augmentation d'appétit. Mais bientôt surviennent des troubles gastro-intestinaux. L'ivresse calme ces malaises gastriques, qui se produisent, et ainsi le malade est poussé à s'intoxiquer toujours davantage. Ces dyspepsies n'ont pas la gravité des dyspepsies alcooliques, et ne s'accompagnent ni de vomissements ni de pituites. Le caractère seulement s'altère, les éthéromanes deviennent changeants, fantasques, irritables ; ils ont des accès d'accablement, des paresses insurmontables, des tristesses inexpliquées; par moment, ils sont lassés de tout, dans une prostration physique et morale profonde, c'est presque du caractère hystérique. Chez des prédisposés, il y a une véritable aliénation mentale: telles sont les deux observations citées par Beluze, et celle de Legrand du Saulle, dont le sujet était un dipsomane ou plutôt, comme le dit le Dr Chambard, un pnéomane de l'éther. « Chez les vieux éthéromanes, comme chez tous les ivrognes, il se produit une dégradation intellectuelle progressive; ils en arrivent à un état d'abrutissement plus ou moins complet. Mais, là encore, disent les médecins anglais, l'éther est moins terrible que l'alcool, et plonge les buveurs dans un état d'abjection moins prononcé : on n'a jamais observé chez eux rien d'analogue au delirium tremens, ils sont seulement et assez rarement même, affectés d'un peu de tremblement et de faiblesse musculaire, ils peuvent encore perdre l'esprit et maigrir ; mais ils n'en arrivent jamais à cet état de sécheresse, de cachexie excessive que produit la morphine. Il est même beaucoup d'Irlandais éthéromanes, dont la santé générale reste excellente et dont le caractère seul, subit les modifications, que nous avons signalées « (Beluze). Cette conclusion est confirmée par la majorité des observations d'éthéromanie publiées ; ainsi l'éthéromane de M. Pichon, s'est éthérisée pendant 9 ans, sans rien ressentir ; l'éthéromane du Dr Sédan, garçon chétif et de complexion faible, a pu journellement, pendant 10 ans, absorber des quantités d'éther variant entre 100 et 1.000 gr, sans en éprouver aucun accident immédiat.

Je résumerai dans le tableau suivant, la symptômatologie de l'éthéromanie confirmée.

| | | |
|---|---|---|
| *A*) Troubles de la vie de relation. | 1° Troubles psychiques | *a*) Caractère changeant et irritable.<br>*b*) Rarement impulsion et conception délirantes. |
| | 2° Troubles sensoriels : illusions et hallucinations. | |
| | 3° Troubles de la motilité. | *a*) Convulsions épileptiformes.<br>*b*) Jamais de *delirium tremens*. |
| *B*) Troubles de la vie organique. | Troubles de nutrition seulement. | Flatulences, dyspepsies, amaigrissement. |
| *C*) Troubles de la vie génitale. | 1° Sens génésique quelquefois excité. | |
| | 2° Pas d'action sur la menstruation. | |
| | 3° Pas d'action sur la grossesse, l'accouchement et le nouveau-né (voir Observation III, Mme B...., Dr Pichon. | |

## D.— TRAITEMENT.

Il n'y a pas à craindre ici, comme dans la morphinomanie, les accidents produits par *la suppression brusque* ; celle-ci sera donc le traitement de choix, si on peut l'obtenir. Remplacer, comme on l'a proposé, l'éther par le haschich, substituer, par conséquent, une passion toxique à une autre, est un mauvais procédé : l'état d'abstinence éthérique n'entraînant aucun danger, supprimez l'éther, si le sujet, surtout, est porté de bonne volonté; ajoutez-y l'hydrothérapie et les grands bains tièdes susceptibles de calmer cette sorte d'éthérisme névrosique, de neurasthénie toxique que l'éther développe chez ses adeptes; donnez enfin des toniques, car il ne faut pas oublier, comme le dit le professeur Grasset, que tous les états névropathiques, provoqués ou spontanés, répondent toujours à un fonds de débilitation : c'est toujours de la *faiblesse irritable*.

---

# CHAPITRE II

## Quelques considérations médico-légales

La question de l'éthéromanie, que je viens d'exposer rapidement, pose tout naturellement celle de la responsabilité des éthéromanes, que je vais envisager. Je développerai ensuite les quelques considérations médico-légales qui se rattachent à l'éthérisation en général, dans l'ordre suivant : 1° Etat mental du sujet éthérisé. 2° Responsabilité médico-légale dans l'anesthésie. 3° Crimes (attentat contre la vie, viol, etc. )4° Suicides et accidents. 5° Anesthésie par l'éther comme moyen de diagnostic des maladies simulées et comme moyen d'investigation judiciaire.

### 1° Responsabilité des éthéromanes

L'usage fréquent de l'éther développe peu à peu *l'éthéromanie*, c'est-à-dire une passion qui pousse à abuser journellement de l'éther. Nous avons vu que, dans presque tous les cas, le besoin d'éther n'a rien d'irrésistible et que l'état de privation de l'éthéromane diffère considérablement de l'état de besoin du morphinomane, tant au point de vue de l'état mental, où on ne trouve ni l'angoisse, ni l'anxiété si caractéristique de l'abstinence morphinique, qu'au point de vue physique, où on ne trouve que quelques accidents peu sérieux, au lieu des symptômes si graves qui succèdent à la suppression de la morphine (vomissements, diarrhée, hypothermie, frissons, collapsus, mort). Mais, comme dans l'observation de Legrand du Saulle, l'éthéromanie peut coexister et alterner avec la *dipsomanie*; la dipsomanie est un état permanent morbide de dédoublement de la personnalité, affectant un caractère périodique; en état premier ou normal, l'individu parle, raisonne, juge sainement; il est doux, poli et la conscience de sa dépravation le rend triste et affaissé; en état second ou dipsomanique, il est irrésistiblement entraîné à boire et est capable de tout pour se procurer de la boisson. Tous les médecins légistes sont d'accord pour regarder le dipsomane comme irresponsable. *Le dipsomane de l'éther qui commet un délit dans le but prouvé de se procurer cet agent, est donc irresponsable, au même titre que le dipsomane classique et le morphinomane en état de besoin.*

## 2° Etat mental du sujet éthérisé

Notre étude psychologique de l'anesthésie par l'éther nous a montré une période d'excitation cérébrale; cette excitation, surtout si le sujet est alcoolique peut être assez forte pour déterminer, de la part de l'homme qu'on endort, un acte criminel, si, par exemple, un instrument se trouve à sa portée. J'ai quelquefois vu des patients malmener en paroles l'éthérisateur et même lui cracher au visage. Je ne connais pas de crimes commis par un éthérisé dans la phase d'excitation ; si le cas se produisait la responsabilité du délinquant doit être assimilée à celle de l'homme ivre qui commet un crime.

Nous avons vu également que la mémoire, bien que persistant la dernière, était annihilée par l'éther. A la question possible : *Peut-on garder le souvenir d'actes commis pendant l'éthérisation ?* il faut répondre : non, et rejeter les accusations portées contre l'opérateur par la personne endormie. On évitera ainsi le cas, tristement instructif, de ce dentiste de Marseille qui se vit accusé par une dame qu'il avait endormie pour une extraction de dent, d'attentat à la pudeur; le dentiste fut condamné aux travaux forcés; cinq ans après, à cause de sa bonne conduite, il fut grâcié. Il ressort de ce fait une conclusion pour le médecin : c'est de ne jamais anesthésier, surtout une femme, sans la présence des parents ou de témoins sérieux.

### 3° Responsabilité médico-légale dans l'anesthésie

Les questions qu'on peut poser à l'expert sont les suivantes dans les cas de mort par suite d'éthérisation.

1° *La mort est-elle le résultat de l'action de l'éther ?*

2° *La mort doit-elle être attribuée à la faute du médecin ?*

Dans le premier cas, deux points sont à rechercher :

(*a*) L'accident est-il le résultat d'une mort subite ayant coïncidé avec l'éthérisation ?

(*b*) La mort n'est-elle pas le résultat de l'opération qui a nécessité l'emploi de l'anesthésique ?

Dans le second cas, deux points seront également à rechercher :

(*a*) De quelle manière l'éther a-t-il été administré ?

(*b*) Y avait-il contre-indication à l'éthérisation ? Ces contre-indications sont : les affections pulmonaires, le goître, les opérations de chirurgie cérébrale, de la face, la nécessité d'employer le thermo ou le galvano-cautère, enfin la canule-tampon de Trendelenburg.

Il serait puéril de vouloir rechercher la dose de substance anesthésique employée, des doses minimes pouvant provoquer la syncope primaire.

### 4° Crimes.

La possibilité du crime repose sur ce fait bien constaté, que *l'on peut passer sans transition du sommeil naturel au sommeil éthéré ;* un crime, le viol surtout, est possible dans ces conditions.

## 5° Suicides. — Accidents.

Certains dilletanti, séduits par l'ivresse que procure l'éther avant de paralyser, pourraient parfaitement choisir ce mode de passage de cette vie dans l'autre; certains auteurs américains ont proposé *l'euthanasie*, c'est-à-dire l'éthérisation à fond, jusqu'à ce que mort s'en suive, des malades qu'on suppose arrivés au terme de l'existence et qui sont en proie à de vives douleurs. On voit combien cette pratique est peu dans le rôle du médecin. Plus fréquents que les suicides sont les accidents, surtout chez les éthéromanes; les journaux enregistrent de temps en temps la mort d'imprudents trouvés sans vie sur leur lit ou dans un fauteuil, la figure couverte d'un mouchoir et un flacon d'éther à leurs côtés. Dans le cas où les circonstances ambiantes, l'état des locaux, les constatations sur le lieu de l'événement ne permettraient de faire que l'hypothèse d'une mort, accidentelle ou non, par l'éther, existe-t-il un processus anatomo-pathologique, pathognomonique de l'action de l'éther? Il faudra rechercher avec soin l'odeur de l'éther dans tous les liquides de l'économie: cette odeur persiste jusqu'à la putréfaction. Si on la trouve et si, de plus, on constate les lésions ordinaires de la mort par asphyxie, on peut affirmer, mais dans ce cas seulement, la mort par l'éther. L'éther n'étant jamais employé pendant l'accouchement, je ne parlerai pas des questions médico-légales que soulève l'anesthésie obstétricale.

6° ETHER COMME MOYEN DE DIAGNOSTIC DANS LES MALADIES SIMULÉES ET COMME MOYEN D'INVESTIGATION JUDICIAIRE.

L'éthérisation a souvent été employée comme moyen de diagnostic des maladies simulées ; on l'a employée pour des ankyloses, des contractures simulées, des paralysies, de la surdité, du mutisme ; souvent les résultats furent heureux.

On a aussi proposé l'éthérisation comme moyen d'investigation judiciaire. Ecoutez plutôt le Dr Fontan : « L'éther rend loquace et peut être, entre les mains de la justice, un puissant moyen d'investigation. L'accusé, sans cesse absorbé et préoccupé des moindres détails du crime qui lui est imputé et de ses moyens de défense, serait un sujet, psychologiquement parlant, admirablement préparé pour des révélations inconscientes. On pourrait dire alors non plus *in vino*, mais, *in œthere veritas* ». Eh ! bien, non ; il faut rejeter ce procédé indigne. Je cite, à ce sujet, les conclusions parues dans le dernier livre du professeur Brouardel. « Je ne sais pas jusqu'à quel point nous avons le droit de découvrir la vérité en privant un individu, même coupable, des moyens de se défendre. Les droits de la défense sont sacrés ; outre l'horreur qu'inspiraient les douleurs provoquées, ce sont des considérations de ce genre, qui ont fait abolir la torture. L'abolition de la douleur arriverait au résultat que l'on obtenait par l'excès des douleurs. Supposez de plus que, pendant l'anesthésie, l'individu endormi succombe ; quelle étrange posture pour l'expert ! »

# CONCLUSIONS

I. — Si l'on classe les organes nerveux par ordre de susceptibilité à l'action anesthésique de l'éther, nous aurons, au premier rang, les hémisphères cérébraux, c'est-à-dire l'instrument le plus noble et le plus délicat de notre activité psychique ; au dernier le bulbe en tant que centre antonome des fonctions purement vitales de respiration et de circulation. Entre les deux nous aurons la moelle, point de passage des impulsions motrices et conducteur des impressions sensitives ; cette action, progressive et graduelle permet donc de distinguer trois étapes : 1° *une étape cérébrale;* 2° *une étape médullaire;* 3° *une étape bulbaire,* qui est l'étape toxique.

II. — L'étape cérébrale est marquée par la dissociation et la disparition progressive de nos facultés intellectuelles, des plus hautes, des plus complexes aux plus instinctives. Ce sont d'abord les facultés que l'on peut appeller *coordinatrices* (attention, volonté) qui disparaissent les premières ; puis c'est le tour des *facultés imaginatives* (imagination, mémoire, celle-ci persistant la dernière).

L'éther, en agissant sur la volonté et les mouvements, va du plus complexe et du plus volontaire au simple réflexe.

Il agit de même d'abord sur *la sensibilité*, forme supérieure de l'acte sensitif, que l'on pourrait définir réflexe psychique sensitif, la sensation perçue n'étant, en définitive, que la réaction consciente du cerveau à l'impression reçue ; il agit ensuite sur la *sensitivité*, réflexe sensitif médullaire et, partant, involontaire et inconscient.

III. — Au réveil, l'homme recouvre l'usage de ses facultés dans l'ordre inverse de leur disparition.

Voilà ainsi prouvée cette unité organique du moi, qui est partout et qui n'est nulle part. « Le moi est une coordination. Il oscille entre ces deux points extrêmes, où il cesse d'être : l'unité pure, l'incoordination absolue » (Ribot). L'unité du moi n'est, au sens psychologique, que la cohésion momentanée et temporaire d'états de conscience clairs, accompagnés d'états subconscients, inconscients et physiologiques.

IV. — Avant de paralyser, l'éther, obéissant à une loi physiologique générale, excite ; cette période primordiale d'excitation, par l'attirance de son brillant cortège psychologique, provoque une manie toxique : *l'éthéromanie*. Cette passion, vice surtout des délicats et des curieux, n'a pas de conséquences trop fâcheuses pour l'organisme. La période de besoin qu'elle présente est loin d'avoir l'irrésistibilité de la période de besoin de la morphinomanie. Il existe cependant une dipsomanie pour l'éther comme pour l'alcool; dans ce cas seul l'irresponsabilité de l'éthéromane doit être prononcée. Je renvoie au dernier chapitre de la troisième partie pour les questions médico-légales que soulève l'éthérisation en général.

V. — Les conclusions qui précèdent sont, forcément, incomplètes et brèves ; la lecture du travail, où toutes les parties se tiennent, est indispensable pour saisir les quelques vérités qui peuvent en découler.

*P. le Doyen, l'Assesseur,*
R. LÉPINE.

*Le Président de thèse,*
LACASSAGNE.

PERMIS D'IMPRIMER :

*Le Recteur,*
G. COMPAYRÉ.

# BIBLIOGRAPHIE

ARLOING. — Recherches expérimentales sur le chloral, le chloroforme et l'éther.

BAIN. — L'Esprit et le Corps.

BAUDELAIRE. — Les Paradis artificiels.

BAYARD. — *Annales d'Hygiène*, 1849, tome 42.

BEAUNIS. — Le Somnambulisme provoqué.

BELUZE. — Ethéromanie, Thèse Paris, 1885.

BERNARD (Claude). — Leçons sur les anesthésiques.

BERNSTEIN. — Les Sens.

BIRD (Tom). — *The Lancet*, 1881.

BRULARD. — Etat hypnotique, Thèse Nancy, 1886.

BOURGET. — Essai de psychologie contemporaine.

CHALOT. — *Revue de Chirurgie*, 1895.

CHAMBARD. — Les Morphinomanes.

CHAMBERT. — Effets physiologiques et thérapeutiques de l'éther.

COMTE (Auguste). — Philosophie positive.

COMTE (Jules-Robert). — Thèse Genève.

DASTRE. — Les Anesthésiques.

DOLBEAU. — *Annales d'hygiène*, 1874.

DUBOIS (Raphaël). — Anesthésie physiologique et ses applications. — Mécanisme de l'action des anesthésiques.

DUBREUIL. — *Gazette hebdomadaire de Montpellier*, n° 18.

DUMONT. — Théorie scientifique de la sensibilité.

EULENBURG. — *Revue des Sciences Médicales*, 1883.

EWALD. — *Etherfritz berlinois*.

FERRIER. — Les Fonctions du cerveau.

FONTAN. — *Lyon Médical*, 1875.

GILLES DE LA TOURETTE. — L'Hypnotisme.

GRASSET. — *Semaine médicale*, 1885. Ethéromanie.

GUISLAIN. — Traité des phrénopathies.

GUTHRIE. — *The Lancet*, 1895.

JANET. — *Revue philosophique*, t. 23.

JULLIARD. — *Revue de la Suisse romande*, février 1891.

LACASSAGNE. — Thèse Strasbourg, 1867. — Mémoire à l'Académie de Médecine, 1868.

LABOULBÈNE. — Leçons sur les anesthésiques.

LALLEMAND. — Du Rôle de l'alcool et des anesthésiques.

LAURENT. — Les Habitués des prisons de Paris.

LIÉBAULT. — Le Sommeil provoqué.

LITTRÉ. — Traduction des œuvres d'Hippocrate.

LUYS. — Le Cerveau et ses fonctions.

MANTEGAZZA. — La Physionomie.

MARTINO. — Thèse Strasbourg, 1868.

MAUDSLEY. — Physiologie de l'esprit. — Pathologie de l'esprit.

MOREAU. — *Annales médico-psychologiques*, 1847.

MOREL. — *Archives de médecine*, 1854.

NEYRAUD. — Thèse Lyon, 1895.

PERRIN. — *Bulletin de Thérapeutique*, 1875.

PICHON. — Les Maladies de l'esprit.

PIERRET. — Cours de 1896.

PONCET. — Communication à la Société des Sciences Médicales de Lyon, 1894.

*Revue des Deux-Mondes*. — 1er novembre 1848 ; 15 décembre 1880.

RIBOT — Psychologie allemande. — Psychologie anglaise. — Les Maladies de la personnalité. — Les Maladies de la volonté. — Les Maladies de la mémoire.

Rivière. — Thèse Toulouse, 1895.
Sauvet. — *Annales médico-psychologiques*, 1847.
Schack. — La Physionomie chez l'homme.
Sédillot. — *Gazette médicale de Strasbourg*, 1864.
De Souza. — Thèse Paris, 1887-88.
Spencer. — Principes de psychologie.
Stewart-Dugald. — Philosophie de l'esprit humain.
Sully (James). — Illusion des sens et de l'esprit.
Taine. — De l'Intelligence.
Tourdes. — Dictionnaire encyclopédique, 1866.

# TABLE DES MATIÈRES



Imp. A. Storck, rue de l'Hôtel-de-Ville, 78, Lyon.

www.ingramcontent.com/pod-product-compliance
Ingram Content Group UK Ltd.
Pitfield, Milton Keynes, MK11 3LW, UK
UKHW020115240726
13926UKWH00011B/1471